ÉTUDE CLINIQUE

SUR LA

SEPTICÉMIE PUERPÉRALE

PAR

E. F. BODÉ,

Docteur en médecine de la Faculté de Paris.
Ancien externe des hôpitaux de Paris et du Bureau Central,
Médaille de Bronze.

PARIS

A. PARENT, IMPRIMEUR DE LA FACULTÉ DE MÉDECINE

31, RUE MONSIEUR-LE-PRINCE, 31

1877

ÉTUDE CLINIQUE

SUR

LA SEPTICÉMIE PUERPÉRALE

ÉTUDE CLINIQUE

SUR LA

SEPTICÉMIE PUERPÉRALE

PAR

E. F. BODÉ,

Docteur en médecine de la Faculté de Paris,
Ancien externe des hôpitaux de Paris et du Bureau Central,
Médaille de Bronze.

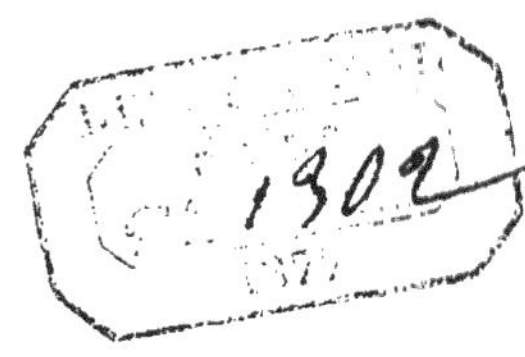

PARIS

A. PARENT, IMPRIMEUR DE LA FACULTÉ DE MÉDECINE
31, RUE MONSIEUR-LE-PRINCE, 31

1877

ÉTUDE CLINIQUE

SUR

LA SEPTICÉMIE PUERPÉRALE

Pendant notre dernière année d'externat dans le service de notre éminent maître M. le professeur Depaul, il nous a été donné d'observer certaines accouchées, qui, en l'absence d'aucune lésion appréciable, présentaient de la fièvre, une fétidité particulière des lochies et une lenteur dans l'involution utérine. Faire de ces faits l'objet de notre thèse, en les rattachant à la septicémie, tel a été notre but.

Ce travail comprendra trois parties : dans la première, nous passerons rapidement en revue les divers travaux auxquels a donné lieu l'étude de la septicémie chirurgicale ; dans la seconde, nous rappellerons les suites de couches normales ; la troisième sera consacrée à l'étude de la septicémie, à son diagnostic et à son traitement

Ces recherches nous ont été facilitées par les conseils de notre vénéré maître M. le professeur Depaul ; nous le prions de recevoir ici l'assurance de notre reconnaissance.

HISTORIQUE

La septicémie est d'une manière générale « le résul-
« tat de l'introduction de toute pièce, de certains prin-
« cipes immédiats nouveaux, accidentels dans l'écono-
« mie. » (1)

Nous allons, d'une manière succincte, rappeler le
nom des auteurs qui se sont spécialement occupés de
ce sujet.

En 1815, Orfila empoisonna en quelques heures des
chiens, par l'introduction de fragments de matières pu-
tréfiées dans le tissu cellulaire.

Plus tard, Gaspard, Magendie et Stich, produisent la
septicémie expérimentale en employant, en injection,
des solutions filtrées : avec ces solutions, on n'obtient
jamais d'abcès métastatiques.

Les abcès métastatiques viscéraux qui caractérisent
la pyohémie, s'obtiennent au contraire, en injectant
dans le système veineux des solutions non filtrées, contenant des particules solides septiques; ainsi que le
prouvent les travaux de Sédillot, Virchow, Panum et
Weber.

Otto, Weber et Billroth, font intervenir le thermomètre dans la question, pendant que Bergmann,
Panum et Stich, se livrent à l'étude chimique du poison.

Schmeideberg et Bergmann, donnent au principe
actif des matières putrides, le nom de sepsine ou sep-

(1) Robin. Traité des humeurs, 1867.

tine. Ce serait une sorte de poison animal à classer parmi les alcaloïdes.

Davaine, en février 1869, puis en septembre 1872, vérifie la transmissibilité de la septicémie expérimentale produite et mise en évidence par MM. Feltz et Coze en 1866, dans un travail intitulé « *Recherches expérimentales sur la présence des infusoires dans les maladies infectieuses.* »

Vers la même époque, le professeur Verneuil, dans une discussion mémorable, se faisait, en 1871, devant l'académie de médecine, le champion ardent et convaincu de la septicémie chirurgicale.

Pour le savant professeur que nous venons de citer, la septicémie, (septicochémie, septhémie, fièvre septicémique), résulterait de l'altération du sang par les matières septiques. Ce serait l'expression, la résultante de la fièvre putride, de l'infection purulente. (1)

D'après M. le professeur Verneuil, la septieémie pour se développer, réclame deux conditions : 1° le contact médiat ou immédiat avec la sepsine; 2° le mélange de la sepsine avec le sang.

« La septicémie serait donc une décomposition pu-
« tride envahissant des parties encore adhérentes à
« l'organisme vivant. (2) »

Quant à la manière dont se fait l'infection, c'est aux veines et aux lymphatiques que revient le rôle de conduire l'ennemi dans la place.

Sans vouloir poursuivre plus longuement l'histori-

(1) Verneuil. Bulletin d'Académie de méd., séance mars 1871.
(2) Verneuil. Loc. citat.

que de la septicémie, sans chercher l'explication de l'auto ou de l'hétéro-infection, nous croyons devoir admettre comme vraies, les paroles du professeur Béhier : « La femme en couches est un grand blessé ; « les accidents qu'elle subit, prennent leur source « dans la plaie utérine, » (1) et conclure que si en chirurgie proprement dite, il existe une affection particulière désignée sous le nom de septicémie, cette maladie doit se retrouver en tocologie.

Les 10 observations personnelles de septicémie que nous rapportons, tendent à justifier cette opinion.

Avant d'aborder l'étude de la septicémie, nous allons retracer d'une manière succincte, les suites de couches normales ; en rapprochant pour ainsi dire l'état physiologique d'un état véritablement pathologique, nous espérons mieux faire ressortir les caractères de ce dernier.

Au moment du travail, ou dès que l'accouchement est terminé, la majorité des femmes sont prises d'un frisson variable dans sa durée et dans son intensité ; tantôt il ne dure que quelques minutes, tantôt au contraire, il se prolonge pendant une demi heure et plus ; dans certains cas, la nouvelle accouchée n'accuse qu'un sentiment de malaise, dans d'autres un tremblement général porté jusqu'au claquement des dents, (comme ce nous l'avons remarqué dans l'observation VI du n° 26). Hâtons-nous d'ajouter que ce frisson analogue à celui qu'on observe à la suite d'une opération chirurgicale grave, n'entraîne aucun pronostic fâcheux,

(1) Béhier. Cliniq. de la Pitié, 1864.

il est en effet bon nombre de femmes chez lesquelles le symptôme est prolongé, et chez elles cependant les suites de couches s'opèrent avec une parfaite régularité.

Quoi qu'il en soit, après l'accouchement, à l'agitation déterminée par les douleurs du travail succède bientôt un état de fatigue particulier, un besoin de repos ; souvent même la malade s'endort.

La peau est fraîche et même pendant une huitaine de jours, elle est moite et couverte de sueurs, parfois si abondantes, qu'elles s'accompagnent d'une éruption miliaire.

Le pouls, qui pendant la gestation battait 80 à 84 fois par minute, augmente au moment du travail, et atteint de 86 à 96 environ ; cette augmentation des pulsations artérielles, disparaît après l'accouchement, sauf chez les femmes vivement surexcitées par les douleurs du travail ; encore ne dure-t-elle qu'une demi heure à une heure environ. On peut donc, au point de vue du pouls, distinguer deux périodes très-nettes : « d'abord une période d'excitation, pendant laquelle le nombre des pulsations augmente et atteint alors le chiffre de 88, 92, 96 ; puis une seconde, dans laquelle on observe un ralentissement manifeste (1). » Ce ralentissement du pouls a été mis en relief par les travaux de M. le Dr H. Blot (2) et plus tard par MM. Marey et Lorain. Dans trois cas, d'après M. Blot, la limite ex-

(1) Depaul. Leçons de cliniq. obstét., p. 757.
(2) Archives de médecine, mai 1864.

Bodé.   2

trême du ralentissement a été de 35 à 40 pulsations;
la moyenne de 44 à 56, est assez fréquente.

Ce ralentissement qui s'observe plus fréquemment
chez les multipares que chez les primipares, est d'un
bon augure; sa durée est de quelques heures à 10 et
15 jours. Cette lenteur du pouls persiste pendant la période qui correspond à la montée du lait. MM. H. Blot
et Marey croient, d'après leurs recherches sphygmogra-
phiques, pouvoir expliquer « cette tension par la suppression brusque et presque complète de la circulation
qui s'effectuait dans les parois utérines pendant la
grossesse. L'utérus une fois revenu sur lui-même, le
sang qui traversait cet organe, trouvant cette voie sup-
primée, s'accumule dans le système artériel, et il en résulte une tension plus grande qui devient à son tour un
obstacle à la systole ventriculaire, d'où le ralentissement temporaire du pouls. Plus tard l'équilibre se ré-
tablit. (1)

Suivant les recherches de Hecker, dans beaucoup de
cas la température augmenterait immédiatement après
l'accouchement de près de deux degrés, puis diminuerait
d'autant plus que l'élévation de chaleur aurait été plus
grande; la température la plus basse s'observerait 24
heures environ après la délivrance.

Si l'on palpe le ventre après l'accouchement, on sent
un corps dur, résistant, incliné obliquement ordinairement à droite et à 0,14 ou 0,16 au-dessus des symphy-
ses; cette tumeur plus ou moins volumineuse qui tend
à diminuer de jour en jour, n'est autre que l'utérus. En

(1) Cazeaux. IXe édition, p. 418.

moyenne, on peut dire que le 1ᵉʳ jour, le fond de l'utérus répond à un travers de doigt au-dessus de l'ombilic.

Le 2ᵉ, au niveau de l'ombilic; — le 3ᵉ, un peu au-dessous; — le 5ᵉ et 6ᵉ, à quatre travers de doigts au-dessus de la symphyse pubienne. Le 10ᵉ, 11ᵉ et 12ᵉ jour, au niveau ou sensiblement au niveau de l'arcade des pubis. Cette diminution de l'utérus n'est pas mathématiquement graduée, il est donné parfois de constater aussi une nouvelle augmentation de cet organe pendant quelques heures, quelquefois même pendant un jour ou deux, puis son retour à son volume primitif.

Avant de mesurer le volume de la matrice, et de s'assurer de la position qu'elle occupe par rapport à l'ombilic où à la symphyse pubienne, il va sans dire que la première condition est de s'assurer de l'état de vacuité ou de distension de la vessie. Cette rétention d'urine est loin d'être rare; on sait qu'elle est causée par la présence de petites fissures situées au niveau du méat urinaire et par les douleurs qu'elles entrainent au moment de la miction. Que le réservoir urinaire soit plus ou moins rempli, il en résulte qu'il refoule en haut et à droite le fond de l'utérus; dans les cas de distension extrême, le fond de la matrice est en rapport avec la face inférieure du foie. Mesuré à ce moment le volume de l'utérus est accru de 0,09 à 0,10; dans ces cas l'abdomen présente à la vue deux étages, suivant la pittoresque expression de M. le professeur Pajot. Vient-on à pratiquer le cathéterisme, l'utérus de 0,21 qu'il mesurait est revenu à 0,14 ou 0,12 centimètres. Il n'est pas inutile de rappeler que cette distension par rétention d'urine

« peut s'accompagner de vives douleurs et déterminer
« assez d'agitation pour faire croire au développement
d'une péritonite ; j'ai vu nombre de fois, dit le professeur Behier, commettre cette erreur, et deux fois entre
autres, j'ai pu faire écouler dans un bassin, l'épanche-
ment prétendu. » (1)

Au reste, d'après les recherches du Dr Autefage en
particulier, recherches contrôlées par M. le Dr Charpen-
tier alors chef de clinique, on peut dire que pendant
les dix premiers jours, le retrait de l'utérus est d'environ de 0,01 par jour, et que la matrice est définitive-
ment rentrée dans l'excavation à partir du 10e au 12^e
jour.

Le retrait de l'utérus s'opère sans douleur chez certaines accouchées, tandis qu'il s'accompagne chez
d'autres de douleurs intermittentes analogues à celles
du travail ; ces douleurs constituent les tranchées ou
coliques utérines ; elles se font remarquer par leur fréquence et leur intensité chez les multipares, après un
accouchement long et difficile quand l'utérus renferme
un corps étranger : portion du délivre, membranes
ou caillots. La main sent par instants le globe utérin se
resserrer, se durcir, parfois le relief produit sous la paroi abdominale, est appréciable à la vue ; après chaque
douleur, les lochies sont plus abondantes. Les tranchées
cessent en général pendant la sécrétion lactée ; on les a
vues se produire avec force quand l'enfant venait à saisir le mamelon pour téter. Assez vives après l'accouchement, ces tranchées diminuent insensiblement de fré-

____

(1) Béhier. Clinique médicale de la Pitié, p. 477.

quence et d'intensité, leur durée ne dépasse guère 24 à 48 heures.

Après la sortie du placenta, se fait par le vagin un écoulement plus ou moins abondant désigné sous le nom de lochies : une perte de sang vermeil dont la quantité varie entre 500 et 600 grammes, annonce leur début. « D'après le professeur Robin, l'écoulement qui « se produit durant les 10 à 12 heures qui suivent « l'accouchement, serait constitué par du sang presque « pur. » (1)

On a, suivant leur aspect, divisé les lochies en lochies sanguinolentes, séreuses, laiteuses, puriformes ou purulentes; elles sont séreuses vers le 2ᵉ et le 3ᵉ jour, et deviennent blanchâtres du 3ᵉ au 4ᵉ. D'après la juste remarque de notre excellent maître, M. le professsseur Depaul, les lochies conserveraient plus longtemps le caractère sanguinolent chez les femmes pléthoriques ou chez celles dont les règles sont abondantes. (2)

Les lochies ont une odeur sui generis (*gravis odor puerperii*); MM. les professeurs Depaul et Behier ont noté l'odeur plus forte de cet écoulement chez les femmes brunes, à système pileux très-développé. Quand les lochies deviennent fétides, il faut songer à la rétention de caillots ou de débris de membranes. Il n'est pas rare de voir au bout du 6ᵉ ou du 8ᵉ jour, les lochies redevenir sanguinolentes.

Cela ne saurait s'expliquer que par un écart de régime, ou quelque mouvement imprudent de la malade.

(1) Robin. Traité des humeurs, p. 481.
(2) Loc. cit., p. 785.

Il nous a été donné d'observer assez fréquemment ce phénomène chez des femmes, qui se croyant rétablies et n'obtenant pas la permission de se lever, passaient une partie de la journée assises dans leur lit (observations VI et VII). D'après Cazeaux « alors que la secrétion laiteuse est terminée, les lochies sanguinolentes reparaitraient pendant les 4 à 5 jours qui suivent la montée du lait, mais avec des caractères très-différents, suivant les individus. (1)

On ne saurait fixer d'une manière rigoureuse la durée des lochies, elles durent pendant tout le mois qui suit l'accouchement et continuent même jusqu'au retour des règles qui se montrent en général six semaines après chez les femmes qui n'allaitent pas. Pour Cazeaux, l'allaitement diminuerait la durée et la quantité des lochies ; pour M. le professeur Depaul, les lochies durent plus longtemps et sont plus abondantes chez la femme qui nourrit. Les lochies se prolongent chez les sujets lymphatiques, diminuent dans la métrite et la péritonite, et prennent dans la septicémie un caractère tout particulier de fétidité.

En même temps que les organes génitaux sont le siége des phénomènes que nous venons de passer en revue, les seins fournissent peu après l'accouchement un liquide jaunâtre, de saveur sucrée, c'est le colostrum. Au bout de 24 à 48 heures, les seins deviennent plus tendus, ils sont douloureux au palper, les veines déjà grosses pendant la gestation, s'accusent davan-

(1) Cazeaux. Loc. cit., p. 427.

tage sous la peau. Examine-t-on la région mammaire, on y trouve des inégalités, des bosselures, dues à l'engorgement des lobules de cette glande. Du sommet du mamelon, sort un liquide jaunâtre, épais, mélangé à quelques stries blanchâtres. Les recherches de M. le Dr Chantreuil, agrégé de cette Faculté, ont prouvé que le développement de cette nouvelle fonction s'accompagne d'une élévation de température qui ne dépasse guère cinq dixièmes de degré ou un degré au plus.

Notre savant maître s'exprime ainsi dans ses leçons cliniques : « Je crois qu'il est démontré que, pendant la montée du lait, toutes choses se passant régulièrement, on ne trouve ni une augmentation de la température, ni une plus grande fréquence dans les battements du pouls. Quant au frisson initial admis par presque tous les auteurs anciens et même par plusieurs modernes, je puis dire qu'on ne le rencontre pour ainsi dire jamais tenant uniquement à la montée du lait ; aussi quand une femme m'annonce le matin à la visite qu'elle a eu dans la nuit du deuxième ou du troisième jour après son accouchement un frisson qu'elle rapporte sans hésiter à la montée du lait, je suis sûr en examinant avec soin, de trouver pour ce frisson une autre explication moins favorable. Presque toujours, en effet, je constate de la sensibilité du ventre, des lochies fétides, une rétention des portions membraneuses de l'œuf ou de fragments placentaires. » (1)

L'étude de la septicémie va nous prouver la justesse de cette assertion.

(1) Depaul. Loc. cit., p. 792.

SYMPTOMES DE LA SEPTICÉMIE

C'est en général vers le deuxième ou vers le troisième jour, comme le prouvent nos observations, qu'apparaissent les premiers symptômes de la septicémie.

La malade accuse de la céphalalgie, de l'inappétence, la langue est blanchâtre, rouge à la pointe et sur les bords, la soif vive : presque en même temps survient un frisson variable dans sa durée et dans son intensité; tantôt en effet il ne dure que quelques minutes, il est passager, fugace ; tantôt au contraire, il persiste un quart d'heure, une demi heure, rarement plus d'une heure.

Quant à la sensation de froid, chez quelques malades elle est si vive, qu'elle s'accompagne de claquements de dents.

La peau d'abord brûlante, ne tarde pas à se recouvrir de sueurs : celles-ci sont quelquefois si profuses que les linges en sont trempés ; mais il est à remarquer que ces sueurs ne présentent à l'odorat rien de caractéristique comme on l'observe dans certaines affections, notamment dans le rhumatisme articulaire aigü. Ces sueurs ont parfois le caractère critique, c'est-à-dire qu'elles annoncent la fin d'un accès. (Observations I, II, IV, V, VII, X, XI et XII).

La température prise dans l'aisselle, oscille entre 38° et 41,°, c'est en général le soir, que le thermomètre accuse les températures maxima.

Le pouls est ample et fréquent, sa fréquence n'est pas en rapport direct avec l'élévation de la température ;

c'est ainsi que par exemple dans l'observation III, avec une température de 40,8, le pouls bat 112 ; que dans l'observation II, avec 40,4, le pouls est à 126.

D'une manière générale on peut dire que dans la septicémie l'élévation de la température est d'ordinaire précédée de frisson et marche de pair avec la fétidité des lochies.

Malgré l'intensité variable du frisson et la brusque élévation de la température, le facies n'offre rien d'inquiétant, l'œil est vif, brillant, les pommettes colorées, la physionomie est vivante ; dans aucun cas, nous n'avons rencontré cet état d'affaissement et de torpeur, qui trop souvent accompagne les affections graves de l'utérus et de ses annexes.

A la vue, l'abdomen présente un aspect normal ; au palper, il est souple et dépressible, sauf dans les cas où la vessie, distendue par l'urine, repousse l'utérus en haut et à droite. L'examen à l'aide de la main des organes contenus dans la cavité abdominale, c'est-à-dire l'utérus et ses annexes, vaisseaux utérins, ne provoque pas de douleurs comme cela se rencontre chaque fois qu'un de ces organes est intéressé. On constate seulement que l'organe gestateur reste volumineux et qu'il n'exécute qu'avec lenteur sa régression et son retrait dans le petit bassin. C'est ainsi qu'au cinquième et sixième jour des couches la matrice correspond encore à deux travers de doigts au-dessous de l'ombilic, qu'au dixième ou douzième jour elle est à deux doigts au-dessus de la symphyse pubienne.

Tout en procédant à l'examen de l'abdomen, en interrogeant la sensibilité de l'utérus et en se rendant compte de son volume, parfois même avant d'avoir découvert la malade, l'odorat est désagréablement surpris ; ce n'est plus cette *gravis odor puerperii* dont parlent les anciens, mais bien une odeur pénétrante qui incommode la nouvelle accouchée elle-même. Cette odeur est due à l'altération des lochies dont la quantité, au lieu de diminuer, comme cela s'observe en général dans la péritonite, est normale dans le cas de septicémie. Outre sa fétidité, cet écoulement est doué d'une âcreté particulière, aussi occasionne-t-il à la longue le long du périnée et du sillon interfessier un érythème qui, n'étaient les soins de propreté auxquels il est nécessaire de soumettre fréquemment les malades, ne tarderait pas à déterminer un sentiment de cuisson et des démangeaisons parfois très-douloureuses. Les observations VI, XI et XII démontrent que l'âcreté des lochies peut être telle qu'il en résulte un peu d'ulcération du pli interfessier. Cette fétidité des lochies disparaît ou diminue notablement lorsque surviennent des selles abondantes et diarrhéiques (obs. II, III, IX, X). Lorsque nous nous occuperons du traitement, nous verrons quels moyens réclament la fétidité des lochies et comment on peut combattre leur action irritante sur les tissus environnants.

Avec la fétidité des lochies coïncide la brusque élévation de la température ; ainsi dans les observations VI, III, II, VII, où le thermomètre accuse à un moment 40,1, 40,8 40,4, 40°, nous avons noté l'extrême fétidité des lochies et le frisson.

Cette élévation de la température a lieu le soir ; le

matin on observe une rémission d'un ou deux degrés, parfois plus. C'est ainsi que, dans l'observation III, la température tombe du soir au matin de 40,8 à 37,2 ; que dans l'observation II le thermomètre marque successivement 41° et 36,6, 40.2 et 37,4.

Il semblerait qu'en présence de pareils symptômes la sécrétion lactée doive sinon cesser, du moins se ralentir ; il n'en est rien dans les cas de septicémie simple, c'est-à-dire lorsque la malade ne présente aucune complication du côté de l'utérus. Dans toutes nos observations, en effet, nous avons noté que la montée du lait se faisait d'une manière normale du deuxième au troisième jour en moyenne. Les seins, malgré le frisson, l'élévation de la température et l'extrême fétidité des lochies restent fermes, la palpation y démontre la présence d'îlots glandulaires de résistance élastique dont la pression détermine l'écoulement du lait. La malade peut donc, si toutefois la conformation du bout de sein est bonne, si cet organe est exempt d'ulcérations ou d'abcès, pourvoir à la subsistance de son enfant. Dans les affections graves de l'utérus, et en particulier dans la péritonite, la mère peut souhaiter nourrir son enfant, mais n'ayant à lui offrir qu'un sein vide et flétri, elle est obligée d'y renoncer.

La respiration, même au moment où la température marque 40°, 40,4, 40,8, 41°, est sensiblement normale. D'après le Dr Calvet (1), le pronostic de la septicémie serait des plus graves quand cette fonction vient à s'accélérer. Cette opinion, fondée sur une seule obser-

(1) Calvet, thèse 187 .

vation où l'autopsie démontre l'existence d'une phlébite de la veine iliaque gauche primitive et de la con-
gestion pulmonaire généralisée, se rattache, croyons-
nous, à une autre affection que celle que nous étudions.

L'examen des urines nous a permis de constater la
présence d'urates en grande proportion.

La constipation est de règle dans la septicémie ; les
selles diarrhéiques et fétides ne s'observent qu'à la suite
des accès et souvent avec elles disparaît complètement
la fétidité des lochies (obs. II, III, VII et IX.).

Dans les cas où la diarrhée a fait défaut, les accès,
comme nous l'avons déjà vu, se jugent par des sueurs
profuses.

Malgré de certaines analogies entre les accès de
fièvre intermittentes et ceux de la septicémie, le volume de la rate nous a toujours paru rester normal
dans cette dernière affection.

D'après les recherches récentes du Dr Fouassier (1),
la quantité de globules blancs augmenterait chez les
septicémiques d'une façonnotable.

DIAGNOSTIC.

L'étude des symptômes de la septicémie vient de
nous montrer que cette affection peut exister en dehors
de toute localisation morbide quelconque, soit du côté
de l'utérus, soit du côté des organes annexes, soit encore du côté des vaisseaux. Il est donc permis de con-
sidérer la septicémie comme une affection essentielle

(1) Fouassier. Thèse 1876.

et naturellement nous sommes amené à la diagnostiquer des maladies qui, lorsqu'elles existent avec elle, ne doivent être considérées que comme des complications: nous voulons dire la métrite, la métro-péritonite et la phlébite utérine.

Dans ces trois affections on note une douleur plus ou moins vive, mais siégeant toujours en un point déterminé, qui dépend de la région occupée par l'organe affecté. C'est ainsi que dans la métrite on augmente, si l'on vient à comprimer l'utérus même médiocrement, les douleurs spontanées qui se font sentir dans cet organe.

Dans le phlegmon du ligament large, le toucher vaginal dénote une tuméfaction douloureuse dans les culs-de-sacs.

Dans la phlébite utérine, la douleur se localise à la région inguinale et sur le trajet des veines utérines profondes.

La septicémie n'offre rien de semblable ; dans celle-ci en effet, la palpation au niveau de l'utérus et de ses annexes ne détermine pas de douleur (obs. I, III, IV, V, VI, VII, VIII, IX, X, XI, XII).

Dans la péritonite, le ventre est ballonné, il y a du tympanisme ; dans la septicémie, le ventre est souple, son volume est normal.

Un symptôme important, et qui suffirait presque à assurer le diagnostic, se tire de l'abondance plus ou moins grande des lochies. Tandis que dans la septicémie, l'écoulement lochial est normal, dans les affections utérines au contraire, il diminue d'une manière notable ; néanmoins il faut remarquer que dans toutes les affections que nous venons de citer, les lochies sont fétides.

Les symptômes généraux de la septicémie, c'est-à-dire température qui oscille entre 38° et 41°, pouls ample et rapide, sueurs profuses, état relativement bon des forces, lenteur du retrait de l'utérus, fétidité extrême des lochies, sécrétion lactée normale, visage coloré, diffèrent de ceux de la péritonite, de la métro-péritonite et de la phlébite utérine.

Dans la péritonite le thermomètre marque rarement 40°, la température se maintient entre 38,5 et 39,5 (obs. XIII, XIV et XV). Le pouls est petit, fréquent, misérable ; parfois il est impossible à compter (obs. XIV et XV). La peau reste froide, en même temps on observe une diminution considérable des forces allant jusqu'à la prostration, un facies pâle, grippé, un tympanisme plus ou moins considérable, des vomissements verdâtres souvent incoercibles.

La température s'élève également dans la métrite, le pouls atteint encore 112 à 120 ; mais les symptômes locaux deviennent ici prépondérants et suffisent le plus ordinairement à établir le diagnostic.

Dans la phlébite utérine un cordon dur et douloureux, un frisson intense, l'abbattement rapide des forces, constituent un ensemble de symptômes qui ne permet pas de confondre l'inflammation des vaisseaux utérins avec la maladie que nous étudions.

D'ailleurs un symptôme qui devient caractéristique se tire de l'état des seins : ceux-ci, dans toutes les affections graves de l'utérus que nous venons de passer en revue, restent flasques avec diminution de la sécrétion lactée, tandis que dans la septicémie la région mammaire est gonflée, sensible et que la lactation se fait normalement.

Dès son apparition, c'est avec des caractères d'une toute autre gravité que se présente l'infection putride. « Le signal de l'infection commence d'ordinaire par un frisson suivi de peu de réaction ; le frisson est rarement répété. Le pouls est petit, fréquent ; il y a de l'inappétence, une soif vive, souvent des envies de vomir, des vomissements, de la diarrhée. Bientôt se montrent de ites pressentiments, ou bien la malade devient indifférente à la vie, elle se sent mortellement frappée, peu lui importe de mourir. Quelquefois elle est très-satisfaite de sa santé, et déjà sa fin est prochaine. Délire tranquille, quelquefois de l'agitation ; souvent nous avons observé du hoquet, du strabisme. La diarrhée persiste, la respiration s'embarrasse, la face se crispe, la peau devient sèche, terreuse, ou se recouvre d'une sueur visqueuse ; on a remarqué quelques mouvements tétaniques, puis la malade s'éteint le plus souvent dans le coma. La mort arrive le 9ᵉ, 10ᵉ, 11ᵉ jour, quand il n'y a pas de rémissions dans les symptômes généraux. » (1)

Ces symptômes qui signalent l'infection putride, ne permettent pas de confondre cette affection avec la septicémie.

(1) Thèse Dumontpallier, 1857.

PRONOSTIC

Telle que nous l'avons observée, la septicémie est une affection bénigne malgré l'intensité de certains symptômes que nous avons mis précédemment en relief.

La marche de cette maladie est essentiellement intermittente, sa durée dépasse rarement 15 jours. Le pronostic s'aggrave néanmoins s'il survient des complications telles que métrite, métropéritonite, phlébite utérine, etc. Dans ces cas, il faut faire entrer alors en ligne de compte, l'affection intercurrente.

TRAITEMENT

Le traitement consiste à combattre les phénomènes fébriles, et à éviter le séjour prolongé des lochies dans le vagin.

La fièvre cède à l'emploi du sulfate de quinine administré à la dose de 0,25 à 1 gr. dans les 24 heures. M. Ledentu, dans des conférences faites en 1874, à l'Hôtel-Dieu sur la septicémie chirurgicale, dit qu'on obtient de bons résultats dans les cas graves, en employant ce médicament en injection sous-cutanée.

Lorsque la femme présente un peu d'agitation, l'usage d'une potion contenant 40 gr. de sirop thébaïque, ou d'une pilule d'extrait thébaïque de 0,25, produit les meilleurs effets.

Dans les cas où le ventre est un peu sensible, les frictions avec l'huile de camomille landanisée, les cataplasmes additionnés de 10 à 20 gouttes de landanum, ne tardent pas à faire disparaître sa susceptibilité. Un moyen héroïque est l'emploi des injections vaginales ; à l'hôpital des Cliniques, on injecte l'eau de guimauve, une solution de permanganate de potasse ou d'acide salicitique au millième, la décoction de quinquina, additionnée de jus de citron. Selon la plus ou moins grande fétidité des lochies, on répète ces injections trois à quatre fois par jour. Elle sagiraient peut-être plus sûrement si pour les faire, on employait la sonde à double courant.

Quant à l'érythème déterminé par l'action continue du passage des lochies sur la face interne des cuisses, il disparaît bientôt par l'usage des lotions émollientes ; si la peau est le siége d'ulcération, il est bon de la saupoudrer avec de la poudre d'amidon ou de bismuth.

Septicemie

Obs. I. (personnelle). — N° 17. La nommée J… (Hortense), fleuriste, âgée de 18 ans, primipare, d'une bonne constitution, est accouchée à terme le 25 février à 9 h. du matin d'un enfant du sexe masculin du poids de 3,760 ayant un circulaire autour du cou. L'enfant se présentait par le sommet en O.I.G.A. Le travail a duré 27 heures, la délivrance a été naturelle. La malade a été réglée à 15 ans trois jours toutes les trois semaines. A cinq mois de grossesse, elle a perdu du sang pendant près de 8 jours, les membres inférieurs étaient œdématiés, pas d'albumine dans les urines.

25 février. Bien que primipare, la malade accuse à la contre visite des coliques analogues aux douleurs de l'accouchement, on lui fait appliquer un cataplasme laudanisé sur le ventre.

Le 26. Les tranchées ont disparu, le pouls est ample et lent. La malade se sent bien.

Le 27. La malade a souffert des seins pendant la nuit ; la montée du lait s'effectue ; lors de la visite la malade se plaint de céphalalgie, d'un malaise général, d'inappétence et d'amertune à la bouche ; pas de frisson, pas de sueurs ; utérus indolore mais volumineux. Julep diacodé, potages et bouillons. Tilleul. T. 37, 9

P. 80. — Soir. La malade a été prise d'un frisson intense dans l'après-midi ; ce frisson a duré près d'une heure, il a été suivi de sueurs abondantes. Sulfate de quinine 0,25, une pilule extrait thébaïque de 0,025 T. 38,5 P. 92.

Le 20. La malade a peu dormi, elle a éprouvé un nouveau frisson, elle se plaint de la faim ; les seins sont fermes, l'enfant tète bien, l'utérus est à deux travers de doigts au-dessous de l'ombilic, les lochies sont fétides. Tilleul, injection avec permanganate de potasse, 1 degré T. 37,8 P. 84. — Soir. Fièvre dans l'après-midi, sueurs, visage animé. 2 injections permanganate, 1 pilule extrait thébaïque. T. 39,9 P. 130.

Le 29. Nuit bonne, les lochies sont encore fétides, pas de fièvre. On supprime le sulfate de quinine. Même traitement. T. 38,4. P. 90. — Soir. Les lochies sont moins fétides, la malade a eu un peu de fièvre 0,25 sulfate de quinine. T. 38,6. P. 98.

1ᵉʳ mars. Nuit bonne, la sécrétion lactée continue, l'utérus est à trois travers de doigts de l'ombilic. Même traitement. Suppression du sulfate de quinine. T. 37,2. P. 70. — Soir. Un peu de fièvre. Sulfate de quinine 0,25 2 injections avec permanganate de potasse. T. 38,8. P. 86.

Le 2. Le mieux continue, les lochies sont moins odorantes. Même traitement T. 37,4. P. 68. — Soir. T. 37,8. P. 76.

Le 3. La nuit a été bonne, mais vers le matin la malade a été prise de frisson et de céphalalgie, les seins restent tendus, le ventre souple et indolore, l'utérus est au même niveau ; les lochies redeviennent fétides. Même traitement T. 38,4. P. 120. — Soir. Fièvre intense dans l'après-midi, frisson qui dure près d'une heure, visage enluminé, pouls fort et bondissant, fatigue générale, peau humide, la malade baigne pour ainsi dire dans la sueur, le ventre est indolore, fétidité extrême des lochies. T. 41,4. P. 140.
4 injections avec permanganate 0,50 sulfate de quinine, 2 pilules extrait thébaïque de 0,25.

Le 4. Nuit bonne, pâleur et faiblesse générale dues à des sueurs continues, l'utérus est à quatre travers de doigts de la symphyse, lochies moins fétides, la sécrétion lactée continue, quelques râles sonores dans la poitrine, ni fièvre, ni frisson, seins fermes. Tilleul. Julep diacodé 0,50 sulfate de quinine, injection avec permanganate. T. 37,4. P. 72. — Soir. Sueurs profuses, 1 pilule extrait thébaïque. T. 37,2. P. 80.

Le 5. Nuit bonne, appétit revenu; disparition des râles. Même traitement, 1 degré T. 37,5. P. 70. — Soir. T. 37,4. P. 76.

Le 6. Nuit bonne, utérus à deux travers de doigts de la symphyse pubienne. T. 36,9. P. 70. — Soir. Constipation, un peu de mal de tête, lochies moins fétides. Lavement guimauve 0,25 sulfate de quinine, injection avec permanganate. T. 38,2. P. 86.

Le 7. Le mieux continue. Même traitement T. 37,4. P. 68. — Soir. T. 37,6. P. 70.

Le 8. La malade va bien, elle demande à manger et à se lever. T. 37,1. — Soir. T. 37,4.

Le 9. Le mieux continue, les lochies sont moins odorantes. T. 37,4. P. 72. — Soir. La malade s'est levée 1 heure 1/2 T. 38,2. P. 80, 0,25 sulfate de quinine.

Le 10. L'utérus est au niveau de la symphyse, les lochies ne sont plus odorantes. T. 37,3 P. 68. — Soir. T. 37,2. P. 70.

La malade se lève et mange, 2 degrés.

Le 16. Elle sort bien portante avec son enfant qu'elle n'a cessé d'allaiter sauf dans la journée du 3 au 4 mars, c'est-à-dire au moment où la température s'est élevée à 41,4 et où la malade était couverte de sueur.

Obs. II. (personnelle). — N° 19. La nommée R... (Julie) âgée de 20 ans, modiste, primipare, d'une bonne constitution est accouchée à terme le 26 février à 6 h. 1/4 du matin d'un enfant du sexe masculin pesant 3,150 se présentant en O. I. G. A. La durée du travail a été de de 11 h. 1/4, la délivrance a été naturelle. La grossesse n'a présenté ni accidents ni complications. Les suites de couches étaient normales, quand dans la nuit du 27 au 28 février la malade rendit de 3 à 4 h. du matin 3 caillots de sang assez gros.

28 février. La malade n'a éprouvé aucun phénomène particulier, les seins sont fermes, la sécrétion lactée commence, le ventre est souple, indolore à la pression, l'utérus volumineux correspond au niveau de l'ombilic. Traitement 1 gr. 50 d'ergot de seigle. Tilleul, potage et bouillon. T. 37,3. P. 70. — Soir. Dans l'après-midi la malade a eu du frisson, elle se plaint de maux de reins, de céphalalgie, elle ne peut dormir, la figure est un peu colorée, la peau est couverte de sueurs Les lochies sont fétides. Sulfate de quinine 0,50 Injection au permanganate, 1 pilule extrait thébaique de 0,025 T. 40. P. 120.

Le 29. La malade a été agitée toute la nuit, elle se plaint de céphalalgie; la langue est blanche, rouge à la pointe et sur les bords, inappétence; néanmoins la malade nourrit son enfant, mais elle accuse une douleur assez vive à la pression dans la fosse iliaque droite; fétidité des lochies. Même traitement; on prescrit 6 sangsues au niveau du point douloureux. T. 39,2. P. 120. — Soir. La malade a eu dans l'après-midi un frisson suivi de sueurs profuses, la douleur du ventre a disparu, les sangsues ont saigné beaucoup. Sulfate de quinine 0,25. 1 pilule extrait thébaique. T. 40,4. P. 126.

1er mars. La nuit a été assez bonne, la pesanteur de tête est presque disparue, la langue est humide et blanche ; les seins sont toujours fermes, la malade allaite son enfant; l'utérus est à deux travers de doigts au-dessous de l'ombilic, le ventre insensible à la pression, les lochies fétides, sueurs profuses. La malade réclame à manger. Même traitement 0,50 sulfate de quinine. T. 39,4. P. 100. — Soir. La malade est agitée, elle se plaint de ne pas aller à la garde-robe, la peau est chaude, le visage coloré, pas de douleurs abdominales. Lavement avec 60 gr. de miel mercuriale, 0,25 sulfate de quinine, 1 pilule extrait thébaique, 2 injections avec permanganate. T. 39,8. P. 104.

Le 3. La malade a bien dormi. Vers le matin elle a été prise de sueurs abondantes qui, dit-elle, l'ont beaucoup affaiblie, elle a faim, les lochies sont un peu moins odorantes. Même traitement, 1 degré T. 38,4. P. 80. — Soir. La fièvre a reparu, néanmoins la malade se sent beaucoup mieux, elle accuse moins de fatigue que le matin, le haut de sa chemise est mouillé par le lait qui s'écoule en abondance; le ventre est souple, indolore, l'utérus est à trois travers de doigts au-dessous de l'ombilic. T. 39,8. P. 98. 0,25 sulfate quinine 1 pilule extrait thébaique.

Le 3. Un peu de diarrhée dans la nuit, le visage n'est plus coloré, la malade a bien dormi, la langue est bonne, le ventre et l'utérus sont toujours dans le même état, les lochies sentent moins fort. T. 37,8. P. 74. — Soir. La malade accuse un peu de douleur aux seins, l'examen n'y démontre ni gerçures, ni ulcérations; mais quelques traînées rosées à la partie inféro-externe. Cataplasme fécule, suspensoir du sein. 0,25 sulfate de quinine. T. 38,7. P. 70.

Le 4. Nuit bonne, les seins sont moins sensibles mais si tendus que le rapprochement des bras vers la poitrine est douloureux. La malade a un peu de fièvre, l'utérus est encore à trois travers de doigts de l'ombilic. On fait pomper les seins. Même traitement. T. 38,9. P. 90. — Soir. La malade souffre moins des seins, mais les lochies sentent mauvais. 2 injections au permanganate de potasse, 0,25 sulfate de quinine.

Le 5. La malade a peu dormi, elle a eu du frisson pendant près d'une heure accompagné de céphalalgie et de malaise général, la peau est brûlante, les seins gorgés de lait, l'utérus est au même niveau, le ventre et la matrice sont indolores, les lochies sont très-fétides. Même traitement. 0,60 sulfate de quinine. T. 41°. P. 140.— Soir. Sueurs dans l'après-midi. 2 injections au permanganate, 1 pilule extrait thébaïque. T. 39,6. P 112.

Le 6. La nuit a été bonne, les symptômes de la veille ont disparu, la fétidité des lochies est moindre, l'utérus est à trois travers de doigts de la symphyse pubienne. Même traitement. 1 degré. Bordeaux T. 37°, P. 90. — Soir. Un peu de malde tête dans la journée mais pas de frisson. Sulfate de quinine 0,50. Lait T. 38,4. P. 110.

Le 7. La nuit a été mauvaise, la malade se plaint de céphalalgie. elle a eu un frisson qui a duré une demi-heure suivi de sueurs abondantes. 0,60 sulfate de quinine. T. 38,4. P. 96. — Soir. Lochies très-fétides, nouveau frisson dans la journée, 0,25 sulfate de quinine, injections permanganate. 1 pilule extrait thébaïque. T. 40,2 P. 112.

Le 8. La céphalalgie, le frisson et la fièvre ont disparu, la malade allaite toujours son enfant, les lochies sont moins fétides, les sueurs sont abondantes. Même traitement. T. 37,4. P. 72. — Soir. Injection permanganate 0,25 sulfate de quinine. T. 38,2. P. 84.

Le 9. Un peu de fièvre hier dans la soirée. l'utérus dépasse d'un travers de doigt la symphyse pubienne, les lochies sont moins fétides, la malade continue à nourrir son enfant; un peu de diarrhée, Même traitement. T. 38,4. P. 96. — Soir. La malade va bien. T. 37,5. P. 70.

Le 10. Le mieux continue, les lochies ont perdu leur fétidité, La malade mange, 2 degrés. Même traitement. T. 37°. P. 88. — Soir. T. 37,4. P. 70.

Le 11. La malade va bien et demande à se lever. On supprime le sulfate de quinine. T. 37°. P. 70. — Soir. 37'2. P. 72.

Le 12. L'utérus est au niveau de la symphyse pubienne. La malade se lève. T. 36,4. P. 70.

Le 18. La malade sort bien portante ainsi que son enfant qu'elle n'a cessé d'allaiter.

Il est à remarquer, dans cette observation, que, à quatre reprises différentes, la température s'élève à 40, 41 et 40ᵉ,2 ; chacune de ces élévations du thermomètre coïncide avec la fétidité plus ou moins prononcée des lochies, et avec l'existence d'un frisson qui le 5 mars a duré près d'une heure.

Notons encore que le thermomètre a marqué 38,4, 37,8, 39,6, 37,4 dès que les lochies sont devenues moins odorantes ; cet abaissement de la température survint à la suite de sueurs profuses et de diarrhée.

Obs. III (personnelle). — Nᵉ 35. La nommée A... (Marie), couturière, âgée de 25 ans, est accouchée à terme le 1ᵉʳ mai, à 2 h. 20 du matin, d'un enfant du sexe féminin, pesant 3,540 g. se présentant en O. I. G. A. Cette femme, d'une bonne constitution, a été réglée à 10 ans et demi, tous les mois, huit jours ; elle a fait une fausse couche à trois mois, depuis, elle a eu trois enfants ; chacune de ses couches a été très-bonne. Pendant sa dernière grossesse, elle a éprouvé des vomissements presque continus. Ses jambes sont le siége de varices assez volumineuses. La durée du travail a été de douze heures ; la délivrance a été naturelle.

Le 2. La malade se plaint de violentes coliques utérines. Tilleul, julep diacodé, cataplasme laudanisé sur le ventre, potages et bouillons. T. 37,3. P. 66. — Soir. Les tranchées persistent, mais sont moins intenses et s'espacent de plus en plus ; la malade a la peau chaude, couverte d'un peu de sueur, visage animé, un peu de mal de tête ; elle n'a pas éprouvé de frisson, les seins laissent sortir du colostrum en petite quantité, l'utérus volumineux est au niveau de l'ombilic et incliné à droite, les lochies sont sanguinolentes et abondantes. Sulfate de quinine. T. 39,2. P. 86.

Le 3. La malade a eu un peu de frisson hier dans la soirée ; la nuit a été assez bonne ; les tranchées utérines ont disparu ; les seins sont un peu douloureux, les lobules de la glande commencent à se gonfler, la céphalalgie persiste, les lochies sont odorantes, l'utérus est toujours indolore. Même traitement, injection guimauve. T. 38,2. P. 84. — Soir. La malade se plaint de courbature, le mal de tête persiste, la sécrétion lactée commence, l'utérus est au même niveau que la veille, les lochies sentent mauvais. 2 injections permangate de potasse, 1 pilule extrait thébaique, 0.25 sulfate de quinine. T. 39,4. P. 90.

Le 4. La nuit a été bonne, le visage n'est plus coloré comme les jours précédents, la céphalalgie est moins vive, les sueurs sont profuses, les seins sont fermes, encore douloureux, la pression en fait jaillir du lait, le ventre est souple, l'utérus est à un travers de doigt de l'ombilic. Même traitement. T. 37,9. P. 92. — Soir. Un peu de frisson dans l'après-midi, la fétidité des lochies persiste, 0,25 sulfate de quinine, injection permanganate de potasse. T. 38,1. P. 90.

Le 5. Nuit bonne. La malade continue à nourrir son enfant, l'utérus est toujours volumineux, les lochies paraissent moins odorantes 1 degré. T. 37,4. P. 70.—Soir. Le mieux continue. T. 37,9. P. 72.

Le 6. La malade a bien dormi, les sueurs sont encore abondantes, la peau est chaude, l'utérus est à 2 travers de doigt de l'ombilic. Même traitement. T. 38. P. 80. — Soir. T. 36,8. P. 70.

Le 7. La nuit a été bonne, la malade réclame à manger, les lochies sont moins fétides, 2 degrés. T. 37,6. P. 68. —Soir. T. 37,3. P. 70.

Le 8. La malade a été agitée une partie de la nuit; elle accuse un malaise général, la langue est blanche, la peau chaude, l'utérus, est à 2 travers de doigts de l'ombilic, les lochies sentent mauvais, 0,50 sulfate de quinine. Même traitement. Injection permanganate. T. 38,5. P. 98.— Soir. La malade a été prise d'un violent frisson qui a duré près d'un quart-d'heure, le visage est rouge, la peau humide et brûlante, la langue sèche, la soif vive, violent mal de tête, les seins ne présentent aucune lésion, la sécrétion lactée est normale, l'utérus indolore est à 4 travers de doigts de la symphyse pubienne, fétidité extrême des lochies, 2 injections permaganate de potasse, 2 pilules extrait thébaïque, 0,75. T. 40,8. P.108.

Le 9. La malade a eu des sueurs profuses pendant la nuit, le matin elle a été prise d'une diarrhée abondante et fétide, la céphalalgie n'existe plus, la langue est blanche et humide, l'appétit prononcé. L'utérus est au même niveau que la veille ; les lochies ont presque perdu de leur fétidité. Même traitement. T. 37,2. P. 66. — Soir. T. 37,3. P. 70.

Le 10. Nuit bonne, la diarrhée continue. T. 37,2. P. 68.—Soir. T. 37,4. P. 66. Même traitement.

Le 11. La malade se sent guérie; elle demande à se lever ; les lochies sont beaucoup moins fétides, l'utérus est encore à plus de 2 travers de doigts au-dessus de la symphyse pubienne. Même traitement, 2 degrés. T. 37,3. P. 70. — Soir. T. 36,8. P. 90.

Le 12. Le mieux continue. T. 37,5. P. 68. Même traitement. — Soir. T. 37,2. P. 70.

Le 13. La malade va bien ; elle obtient la permission de se lever une heure, les lochies ont perdu leur fétidité. T. 37,1. P. 66.

Le 16. La malade va bien; elle est levée toute la journée, l'utérus est à 1 travers de doigt au-dessus de la symphyse pubienne.

Elle sort avec son enfant bien portant le 1ᵉʳ juin.

Obs. IV (personnelle). — Nº 23. La nommée R....., tapissière, âgée de 21 ans, est accouchée à terme, le 30 mai, à 1 h. 1/2 du soir, d'un enfant pesant 3,610 g. L'enfant se présentait en O. I. G. A. Le travail a duré quarante-une heures et demie, la délivrance a été naturelle. Cette femme est primipare, réglée à 13 ans tous les mois quatre à cinq jours, elle n'a présenté durant sa grossesse, aucun phénomène anormal; les premiers jours, la malade n'offre rien de particulier, la montée du lait s'effectue le 31 mai dans la soirée.

1ᵉʳ juin, matin. Le 1ᵉʳ juin, c'est-à-dire le deuxième jour des couches, la malade est prise, dans la matinée, d'un frisson qui dure près d'un quart d'heure et d'une céphalalgie intense; sa peau est très-chaude, les yeux brillants, la face un peu colorée, la langue blanche et humide; il n'y a eu ni nausées, ni vomissements. Les seins sont fermes et laissent couler du lait à la pression. Le ventre est souple, non douloureux. Le fond de l'utérus correspond à un travers de doigt au-dessous de l'ombilic, les lochies sont fétides. T. 40,4. P. 120. Til. J. D. 0,60 sulfate de quinine, injections de guimauve, potages et bouillons. — Soir. T. 40,8. P. 136. La malade a soif, la transpiration est abondante, les lochies très-fétides. 0,25 sulf. quinine, 1 pil. ext. théb., 0,025, 2 inj. permang.

Le 2. Matin. La malade a reposé toute la nuit, sueurs profuses,

la céphalalgie a disparu, la soif est moins vive que la veille, la figure n'est plus colorée, les seins sont toujours gonflés et gorgés de lait. La malade allaite son enfant ; le ventre est toujours souple et insensible à la pression de la main, lochies toujours
fétides. T. 37,2. Til. Sulf. quinine 0,30. 4 injections, potage, bouillons, Bordeaux. — Soir. La malade a eu un léger frisson suivi de
sueurs abondantes. T. 39,7. P. 112. 0,25 sulf. quinine, 1 pil. ext.
théb. une inj. permang.

Le 3. Matin. Nuit bonne, les seins sont gorgés de lait, le ventre
est toujours souple, l'utérus volumineux répond à 2 travers de
doigts au-dessous de l'ombilic, persistance de la fétidité des lochies.
La malade se plaint de la faim. T. 36,8. P. 72. Même traitement.
— Soir. La malade a eu de la fièvre sur les trois heures, mais pas
de frisson, état sudoral de la peau au moment de la contre-visite.
T. 39,2. P. 94. 0,25 sulfate de quinine, 1 pilule extrait thébaïque.

Le 4. Matin. La malade a beaucoup transpiré pendant la nuit,
la langue est blanche et humide, l'utérus, non-douloureux, est
toujours volumineux, la sécrétion lactée continue, lochies fétides.
T. 38,6. P. 92. Même traitement. On donne 1 degré.

Le 5. La malade a encore transpiré hier dans la journée ; elle a
eu de la fièvre avec un peu de frisson ; la nuit a été bonne ; l'utérus est à 3 travers de doigt de la symphyse. Les lochies sont beaucoup moins fétides, la malade ne cesse pas de nourrir son enfant.
T. 38,1. P. 76. — Soir. La journée a été bonne, les lochies diminuées ont perdu leur fétidité, T. 37,6.

Le 6. Matin. Le mieux continue, la malade se plaint de la faim,
l'utérus est à 2 travers de doigts de la symphise pubienne. Même
traitement. T. 38,1. — Soir. La journée a été bonne, la malade se
plaint d'être constipée. Lavement avec 60 gr. de mercuriale. T.
37,2. P. 70.

Le 7. Matin. La malade va bien ; sur sa demande, elle sort avec
son enfant.

Obs. V (personnelle). (Service de M. Guéniot.) — N° 34, n° 13. La
nommée A... (Emma), domestique, âgée de 28 ans, est accouchée
le 12 septembre, à sept heures et demie du soir, à huit mois environ,
d'un enfant bien portant du sexe masculin, pesant 2,980 gr. Présentation du sommet en O. I. G. A. Elle est primipare, a été réglée à 14

ans, tous les mois trois ou quatre jours ; elle a eu des nausées au début de la gestation.

Le 14. Les seins sont un peu douloureux lorsque la femme donne le sein à son enfant.

Le 15..La sécrétion lactée commence; — Soir. La malade a eu un frisson assez violent dans l'après-midi, accompagné de céphalalgie et de malaise ; la peau est chaude et moite ; le ventre est souple, indolore à la pression, l'utérus, volumineux, est à deux travers de doigts au-dessous de l'ombilic ; les lochies sont très-fétides ; le sillon inter-fessier est le siège d'un érythème douloureux. T. 39,6. P. 102. Traitement : 2 injections permang., 0,25 sulfate quinine, 1 pilule ext. théb. 0,25.

Le 16. La malade a assez bien dormi ; les seins sont toujours durs, le frisson n'a pas reparu, le ventre toujours souple et indolore, les lochies fétides, les sueurs profuses, cuissons douloureuses, encore de la céphalalgie. T. 38,5. P. 90. Traitement : inj. permang. cataplasmes sur les parties génitales, 1 degré. — Soir. La malade a éprouvé un peu de frisson dans la journée, sueurs profuses, ventre indolore. Temp. 40,1. P. 110. Inject. permang, 0,25 sulf. quin. 1 pil. ext. théb.

Le 17. Nuit bonne, lochies toujours fétides, l'utérus un peu diminué de volume est environ à 3 travers de doigts de l'ombilic. Sueurs. La malade n'ayant pas été à la garde robe, on lui prescrivit un lavement avec miel de mercuriale, 60 gr. T. 39,2 P. 92. Soir, T. 39,6. P. 98.

Le 18. La malade est allée trois fois à la selle, elle se sent mieux, le frisson et la céphalalgie n'ont pas reparu, les lochies sont un peu moins fétides, l'érythème moins douloureux. La malade continue à allaiter son enfant. T. 38,1. P. 80. Tilleul, 2 degrés. Soir. La journée a été bonne, la malade s'est assise dans son lit, sa chemise est tachée de sang. T. 38,2. P. 90.

Le 19. La nuit a été bonne, la sécrétion lactée continue, l'utérus est à quatre travers de doigts de la symphyse pubienne, les lochies sont moins fétides, les cuissons génitales ont cessé. T. 37,6. P. 80. Même traitement. Soir. T. 38,4. P. 82. Deux inj. permang, 0,25 de quinine.

Le 20. Le mieux continue, les lochies ne sont plus fétides. T. 37,6. P. 78. Même traitement. Soir, T. 37,5. P. 76.

Le 21. La malade avec son enfant réclame sa sortie, l'utérus est à deux travers de doigts au-dessus de la symphyse, son enfant est bien portant. Elle sort bien portante le 21 septembre.

Os. VI (PERSONNELLE), SERVICE DE M. GUÉNIOT. — N° 26.

La nommée R. Léontine, âgée de 22 ans, primipare, d'une bonne constitution, réglée à 16 ans tous les mois deux à trois jours, entre aux Cliniques le 19 septembre 1876, où elle accouche le 21 septembre à une heure 1/2 du soir, au bout de 16 heures 1/2 de travail d'un enfant du sexe masculin, du poids de 3,760, qui s'est présenté par le sommet en O. I. G. A. L'enfant présentait un circulaire autour du cou. La délivrance a été naturelle. Aussitôt après l'accouchement, la malade est prise d'un frisson intense accompagné de claquements des dents ; elle avait si froid qu'on fut obligé à la salle d'accouchement de lui mettre une boule d'eau aux pieds. Nouveau frisson vers les 3 heures, à 4 heures sueurs profuses, céphalalgie, yeux brillants, pommettes colorées, ni toux ni râles dans la poitrine ; pas de déchirures du périnée, vulve un peu œdématiée, douloureuse quand on l'explore, ventre souple et sensible à la pression, utérus au niveau de l'ombilic. T. 38,2. P. 86. Sulfate de quinine, 0,25. une pilule extrait thébaïque de 0,25, cataplasme sur la vulve.

Le 22 septembre. Nuit calme, sueurs si profuses que les linges de la malade sont mouillés, encore un peu de céphalalgie, mais sensation de soulagement, langue bonne. T. 37,5. P. 84. Tilleul, julep diacodé, potage et bouillon, cataplasme sur la vulve. Soir, fièvre intense, peau moite, lochies fétides, utérus toujours volu-mineux mais pas sensible. T. 38,6 P. 92. 4 inj. avec permang, cataplasme sur la vulve, potages et bouillons.

Le 23. Seins durs, la sécrétion lactée commence, pas de diar-rhée, érythème aux cuisses, utérus à un travers de doigt de l'om-bilic ; inject. guimauve, 1 degré. T. 37,6. P. 80. Soir, frisson et fièvre dans l'après-midi, un peu de céphalalgie, peau moite ; lochies très-fétides, vulve toujours œdématiée et douloureuse présentant trois ou quatre petites plaques grisâtres. T. 40,1. P. 120. Sulfate quinine 0,50 1 pil. ext. théb., 2 inj. au permanganate de potasse, lotions avec décoction de quinquina et jus de citron.

Le 24. Nuit bonne, la malade a encore eu quelques sueurs, mais pas de frisson, facies bon, seins toujours fermes, l'enfant tête bien et ne dépérit pas ; ventre souple et indolore, utérus à un travers de doigt de l'ombilic, lochies toujours fétides, l'érythème des cuisses semble augmenter, le pli fissier est presque ulcéré, la vulve paraît moins œdématiée. T. 37.9. P. 80. Tilleul, cataplasme sur la vulve, 2 inj. guimauve, 1 degré, poudre d'amidon sur la face interne des cuisses. Soir, fièvre dans l'après-midi, un peu de frisson, pas de céphalalgie, lochies toujours fétides. T. 39,4. P. 40, 0,25 sulfate quinine, 1 pilule ext. théb.

Le 25 matin. Nuit bonne, la sécrétion lactée continue, ventre toujours souple et indolore, vulve toujours œdématiée, les eschares tendent à se détacher, lochies un peu moins fétides, l'érythème subsiste, utérus à deux travers de doigts de l'ombilic. T. 37,6. P. 110. Inj. décoction quinquina et jus de citron, cataplasme sur la vulve, 1 degré. Soir, un peu de fièvre dans la journée, léger frisson. T. 38,4. P. 86. 0,25 sulf. quinine.

Le 26 matin, a eu de la fièvre vers le milieu de la nuit mais pas de frisson, l'utérus est toujours volumineux ; continue à nourrir son enfant ; lochies abondantes, plus odorantes qu'hier. T. 38,1. P. 80, 0,40 sulf. quinine, inj. decoct. quinquina et jus de citron, 3 inj. permang, cataplasme sur la vulve, 1 degré. Soir, T. 39,4. P. 96, 0,25 sulfate de quinine, 1 pilule ext. théb.

Le 27. Nuit bonne, pas de diarrhée, la malade se trouve mieux mais se plaint de ne pas aller à la garde robe, utérus à 3 travers de doigts au-dessous de l'ombilic, l'érythème diminue. T. 37,9 P. 82. Même traitement. Soir. La malade est restée assise dans son lit, l'écoulement lochial est redevenu sanguinolent. T. 37,3 P. 84.

Le 28. Va mieux, lochies moins fétides, vulve encore œdématiée, les eschares se sont détachées. T. 37,6. P. 76. Même traitement. Soir, a eu un peu de fièvre, pas de frisson. T. 38. P. 84.

Le 29. Le mieux continue, la malade allaite toujours son enfant, les lochies sont abondantes mais moins odorantes, la vulve n'est presque plus œdématiée, la constipation persiste dix grammes d'huile de ricin, 0,30 sulf. quinine, 3 inj. 1 dégré. Soir, T. 37,6. P. 80.

Le 30. La malade va bien, la vulve est guérie, les lochies ont perdu leur mauvaise odeur, l'utérus est à deux travers de doigts de l'ombilic. 2 inj. permang. Bordeaux 2 degrés.

Le 1ᵉʳ octobre. La malade se lève. **T.** 37,2. P. 68.

Le 2. Le mieux continue.

Le 5. La malade va bien, elle sort guérie avec son enfant.

Obs. vii (personnelle). — N° 23.

La nommée D. Léonie, couturière, âgée de 26 ans; est accouchée à terme le 3 mai à 7 h. 1|2 du soir, d'un enfant du sexe masculin poids de 3,570, se présentant en O. I. G. A.; elle est d'une bonne constitution, a été réglée à 16 ans tous les mois 2 jours ; ses premières couches ont été très-bonnes, le travail a duré 6 h. 1|2 ; la délivrance naturelle.

Le 4 mai. La malade a éprouvé du frisson pendant la nuit accompagné de violentes tranchées utérines qui n'ont cessé que vers les 6 h. du matin ; au moment de la visite, la malade est fatiguée, somnolente, la bouche amère, la tête lourde, la langue jaunâtre et humide ; la palpation du ventre est pénible mais n'éveille pas de douleurs, l'utérus correspond au niveau de l'ombilic ; les seins qui commencent à se gonfler sont un peu douloureux ; lorsqu'on vient à les presser, ils laissent sortir un liquide séreux et jaunâtre ; les lochies sont abondantes mais sans mauvaise odeur. Tilleul, julep diacodé, cataplasme sur le ventre potages et bouillons. T. 38,2. P. 110. Soir. La malade a reposé quelques heures l'après-midi, mais à son réveil elle a été prise d'un frisson si intense qu'elle claquait des dents ; sur les 4 h. le frisson a disparu, la malade est couverte de sueurs, au moment de la contre visite les lochies sentent mauvais, 0,25 sulfate de quinine, inj. permanganate de potasse. T. 38,6. P. 104.

Le 5. La nuit a été bonne, la malade se sent complétement remise, elle se plaint de la faim : la peau est fraîche, le pouls ample, la sécrétion lactée commence; le ventre est indolore ; l'utérus est encore au niveau de l'ombilic, les lochies sont moins odorantes que la veille. Même traitement, on supprime le julep diacodé. T. 37. P. 80. Soir. La malade se plaint d'un peu de céphalalgie, elle n'a pas éprouvé de frisson, 0,25 sulfate de quinine; inj. permanganate. T. 38,4. P. 92.

Le 6. La malade a reposé jusqu'au matin, vers les 6 heures, la malade se réveille en sueur, frisson qui dure un quart d'heure environ, pas de mal de tête, les seins sont durs et ne présentent aucune lésion, le ventre est souple, l'utérus à peine au-dessous de l'ombilic, les lochies sentent mauvais. Même traitement. T. 38,6. P. 90. Soir. Sueurs profuses dans la journée, la malade n'a plus d'appétit, elle présente un peu d'agitation, son état l'inquiète, les lochies sont fétides, 0,50 sulfate de quinine, 1 pilule extrait thébaïque. T. 40. P. 112.

Le 7. La nuit a été assez calme, ce matin la malade se sent mieux, a soif est moins vive qu'hier au soir; l'utérus répond à un travers de doigt au-dessous de l'ombilic, les lochies sont toujours fétides. Même traitement. T. 38,2. P. 86. Soir. Ni céphalalgie ni frisson dans la journée, l'appétit a reparu, la malade allaite son enfant, 0,25 sulfate de quinine injection permanganate. T. 38,6. P. 86.

8 mai. Nuit bonne, la malade réclame à manger. Même traitement 1 degré. T. 38,2. P. 80. Soir, un peu de céphalalgie et de diarrhée dans la journée, l'utérus est à deux travers de doigt l'ombilic, les lochies son toujours fétides, 1 pilule extrait thébaïque, Injection permanganate. T. 38,9. P. 100.

Le 9. La malade a peu reposé : le visage est calme, la lactation continue, l'utérus est moins volumineux, les lochies fétides. T. 39,4. Pouls 98. Soir, journée bonne, ni fièvre ni frisson, 2 injections permanganate, 0,25 sulfate de quinine. T. 39,8. P. 104.

Le 10. Nuit bonne, la malade nourrit son enfant. Même traitement. T. 38,4. P. 98. Soir, un peu de fièvre dans l'après-midi mais sans frisson, l'utérus est à deux travers de doigts de l'ombilic. T. 39,8. P. 100.

Le 11. Nuit bonne, la malade a faim, les lochies sont moins fétides. T. 37,2. P. 70, 2 degrés. Soir, T. 37; P. 64. Lavement de guimauve.

Le 12. Le mieux continue, l'utérus est à trois travers de doigts au dessus de la symphyse pubienne, la malade se lève. T. 37,1. P. 68. Soir, T. 37,2. P. 70. Injection permanganate.

Le 13. La malade va bien, l'utérus est toujours au même niveau, les lochies ont perdu leur fétidité. T. 37,3. P. 64.

Le 27. La malade sort guérie avec son enfant, l'utérus est redevenu organe pelvien depuis le 23 mai seulement.

Obs. VIII (personnelle). Service de M. Guéniot. — N° 27. La nommée L... (Célestine), âgée de 23 ans, domestique, est accouchée à terme le 23 septembre à 11 heures 20 du matin, d'un enfant du

sexe masculin du poids de 3,900, se présentant par le sommet en
O. I. G. A. Primipare et d'une bonne constitution, cette femme a
été réglée à 12 ans tous les mois, aucun accident ne s'est produit
pendant la grossesse, sauf un peu de céphalalgie. Le travail a duré
21 heures 20 minutes, la délivrance a été naturelle.

23 septembre, soir. La malade présente une légère déchirure du
périnée, elle se plaint de malaise, a essayé d'uriner, mais en vain,
le fond de l'utérus est à deux travers de doigts au dessus de l'ombilic et incliné à droite, on la sonde, elle se trouve soulagée, le
fond de la matrice correspond alors au niveau de l'ombilic, on lui
recommande de rapprocher les cuisses pour tenter la réunion im-
médiate du périnée.

Le 24, matin. La malade a eu du frisson et des sueurs pendant
la nuit, elle a soif, la peau est chaude mais sans séchéresse, les
seins sont un peu tendus, la pression n'en fait sourdre qu'un liquide séreux ; la malade accuse quelques tranchées, le ventre se
laisse facilement déprimer sans douleur ; l'utérus volumineux
reste au niveau de l'ombilic. La malade a uriné seule. Tilleul, cataplasme sur le ventre, potages et bouillons. T. 37,8. P. 80. Soir,
les lochies sont abondantes, leur odeur est un peu accentuée, 38,2.

Le 25. La nuit a été bonne, les seins sont sensibles et durs, la
secrétion lactée commence, l'enfant prend le sein de sa mère, 0,25
sulfate de quinine, 2 injections permanganate de potasse. 1 degré.
T. 37,5. P. 76. Soir, un peu de fièvre et de frisson, dans la journée, les lochies sont très-fétides. 0,25 sulfate de quinine, 3 injections permanganate. T. 38,6. P. 96.

Le 26. La nuit a été assez bonne, la malade a sué abondamment,
la secrétion lactée commence, la réunion du périnée est opérée,
3 injections avec le permanganate, 1 degré. T. 38,4. P. 92. — Soir.
Ni fièvre ni frisson, plus de douleurs abdominales, 1 pilule extrait
thébaïque. T. 38,8. P. 92.

Le 27. La malade est abattue, elle accuse de la céphalalgie,
l'utérus est à quatre travers de doigts de la symphyse pubienne.
les lochies sont toujours fétides. Tilleul 0,40, sulfate de quinine,
potion de Tood 60 gr. 3 injections permanganate, 1 degré. T. 38,2.
P. 96. — Soir, la malade a eu un peu de fièvre, des sueurs abondantes, le ventre est toujours indolore, les lochies ont une odeur
infecte. 0,25 sulfate de quinine, 3 injections permanganate. T. 38,8.
P. 100.

Le 28. La malade a bien dormi, les seins remplis de lait lui permettent de continuer l'allaitement de son enfant. Même traitement.
T. 38,2. P. 92. — Soir, 0,25 sulfate de quinine. T. 38,4. P. 84.

Le 29. La malade va mieux, les lochies sont moins fétides, l'u-
térus est à trois travers de doigts au dessus de la symphyse, la
malade a faim. Même traitement. T. 37,9. P. 80. Comme la malade n'a pas été à la garde-robe depuis son accouchement, M. Guéniot prescrit 10 gr. d'huile de ricin. — Soir. La malade n'a pas
été à la garde-robe, on donne un lavement purgatif. T. 38. P. 96.

Le 30. Selles abondantes dans la soirée, nuit bonne, les lochies
ne sont presque plus odorantes. T. 38,2. P. 76.— Soir, 37,6. P. 72.

1er octobre. La malade va bien, l'utérus reste encore gros, les
lochies ont perdu leur fétidité. Même traitement, 2 degrés. T. 37,7.
P. 74. — Soir, T. 37,3. P. 70.

Le 11. La malade sort bien portante avec son enfant, le fond de
l'utérus est au-dessous de la symphyse pubienne:

Obs. IX (personnelle). — N° 23. La nommée P... (Angèle), âgée
de 21 ans, domestique, est accouchée à 8 mois 1/2 le 1er mars 1876,
d'un enfant vivant, elle est primipare, d'une bonne constitution, elle a été réglée à 16 ans, tous les mois 8 jours ; la durée
du travail a été de 22 heures, l'enfant se présentait en O. I. G. A.
La délivrance a été naturelle. Durant la grossesse la malade n'a
éprouvé aucune complication, elle s'est plainte seulement dans les
six dernières semaines d'une douleur au côté. L'enfant pèse 2,720:

3 mars. Les suites de couches étaient normales, quand vers les
11 heures du matin la malade fut prise de céphalalgie et d'un
violent frisson suivi de chaleur et de transpiration. Le ventre n'est
ni tendu ni douloureux à la pression ; on trouve le fond de l'utérus au niveau de l'ombilic, les lochies sont fétides. Les seins sont
fermes, les doigts distinguent facilement les lobules de la glande
mammaire dont la pression fait écouler un peu de lait. Le soir, à
la contre-visite, la malade est baignée de sueur, sa face est em-
pourprée, elle a soif mais ne se sent pas d'appétit. T. 39,2. P. 110.
R. 24. Injection avec permanganate, une pilule d'extrait thébaïque
de 0,25, 0,25 de sulfate de quinine.

4 mars. La nuit a été assez bonne, les sueurs ont persisté, le ventre
est affaissé, indolore, les seins gonflés, la langue un peu suburrale;
l'utérus est toujours au même niveau, la fétidité des lochies per-

siste. Tilleul, injection permanganate, cataplasme sur le **ventre,**
1 degré. T. 38,2. P. 90. R. 20. — Soir, la journée a été bonne, ni
frisson ni céphalalgie, les sueurs sont moins abondantes, la malade a rendu un caillot. T. 38. P. 92.

Le 5. Nuit mauvaise, ventre souple affaissé, insensible à la pression, l'utérus est à quatre travers de doigts au dessus de la symphyse, lochies très-fétides, le visage est coloré, la malade est agitée. Tilleul, sulfate de quinine, injections. Potage et bouillons,
Bordeaux. T. 40. P. 112. Soir, la malade a beaucoup transpiré dans
la journée, les seins sont toujours durs. T. 40,6. P. 120. 0,25 sulfate quinine, 1 pilule extrait thébaïque.

Le 6. La malade a bien dormi, les seins sont fermes, l'enfant tète
bien, le ventre est indolore, les lochies encore fétides, la malade
se plaint de la faim. Tilleul, 0,60 sulfate de quinine, 2 injections
permanganate, 1 degré. T. 38,1. P. 98. — Soir, un peu de frisson
dans la journée, sueurs profuses, 2 injections permanganate; 0,25
sulfate de quinine. T. 38,5. P. 96.

Le 7. Nuit bonne, l'utérus est toujours volumineux, mais insensible à la pression, les lochies fétides, le frisson n'a pas reparu, le
visage est calme. Même traitement. T. 37.8. P. 80. — Soir, journée
bonne, lochies moins fétides. Injections avec permanganate.

Le 8. La malade a eu des selles abondantes dans la soirée, elle
se sent complètement rétablie et voudrait se lever ; les seins sont
fermes, l'enfant nourri par la mère est bien portant, les lochies
ont perdu leur fétidité. Même traitement. T. 37,6. P. 76. — Soir,
T. 38. P. 80.

Le 9. Le mieux continue. Même traitement, 2 degrés. T. 37,4.
P. 70.

Le 10. La malade va bien, l'utérus est à deux travers de doigts
au dessus de la symphyse pubienne. Le 12. La malade sort bien
portante avec son enfant qu'elle n'a cessé d'allaiter. L'utérus est au
niveau de la symphyse pubienne.

Obs. X (personnelle). — N° 31. La nommée C... (Caroline), mé-
canicienne, âgée de 19 ans, est accouchée à terme le 7 mars à midi
40, d'un enfant vivant du sexe féminin, se présentant en O. I. G. A.
du poids de 3,330. Elle est d'une bonne constitution, a été réglée
à 15 ans tous les mois 3 à 4 jours ; le travail a duré 12 heures,
la délivrance a été naturelle. Les premiers jours la malade n'a

Bodé.

présenté aucun phénomène anormal : la montée du lait s'est effectuée le 9 mars dans l'après-midi.

Le 10. La malade n'a pas dormi. Vers les 4 heures du matin, elle a été prise d'une céphalalgie et d'un frisson intenses qui a duré un quart d'heure ; au moment de la visite la malade sue abondamment, les seins sont fermes, restent durs et gorgés de lait, la malade allaite son enfant ; le ventre est souple et indolore, le fond de l'utérus est à 0,02 de l'ombilic, à 0,13 au dessus de la symphyse pubienne. Les lochies sont fétides. T. 37,6. P. 82. Tilleul, potage et bouillon. 0,25 sulfate de quinine.—Soir, les lochies sont fétides. La malade a eu des sueurs abondantes. T. 38,4. P. 102 ; 0,25 sulfate de quinine, injections au permanganate.

Le 11. La nuit a été assez bonne. La langue est blanche, rouge à la pointe ; la malade se plaint de n'avoir pas d'appétit, la face est rouge et animée. La secrétion lactée continue, l'utérus est toujours volumineux, le ventre un peu sensible à la pression. Même traitement. T. 38,9. P. 104. — Soir, de 9 heures 1/2 à 4 heures, la malade a eu du frisson accompagné de céphalalgie, les sueurs sont abondantes, les lochies fétides ; la malade accuse des douleurs dans le ventre et dans les jambes ; le ventre est un peu sensible mais pas ballonné. T. 39,4. P. 130, sulfate quinine ; trois injections permanganate, 1 pilule extrait thébaïque et catapl. laudanisé sur le ventre.

Le 12. La nuit a été bonne, la malade n'éprouve plus la fatigue des jours précédents, les douleurs du ventre et des jambes ont cessé ; sueurs profuses, la secrétion lactée est abondante, l'utérus a diminué de volume, il est à 0,10 de la symphyse pubienne, les lochies sont toujours fétides ; érythème du sillon interfessier. T. 37,6. P. 82.— Soir, un peu de fièvre dans la journée, mais sans frisson, peu de sueurs. T. 38.6. P. 104. Injections permanganate, sulfate quinine. 1 pilule extrait thébaïque.

Le 13. Nuit assez calme. La malade a beaucoup transpiré, les seins sont toujours en bon état, l'utérus indolore est à 0,08 de la symphyse pubienne, lochies encore fétides, l'érythème du sillon interfessier a disparu. La malade réclame 1 degré. T. 37,7. P. 72. Même traitement. — Soir, la malade a eu un frisson de quelques minutes, a peu sué, mal de tête, l'insensibilité de l'utérus persiste. Injections permanganate, 0,25 sulfate de quinine. T. 39,6. P. 96.

Le 14. La nuit a été bonne, la malade a eu hier au soir un peu

de diarrhée ; elle allaite toujours son enfant ; l'utérus est à 0,08 de
la symphyse pubienne, les lochies ont perdu presque leur fétidité.
T. 37,4. P. 80. Même traitement. — Soir, un peu de fièvre, pas de
frisson, peau moite. T. 37,8. P. 90,

Le 15. La malade va mieux, demande à manger et à se lever, les
lochies ont perdu leur fétidité, 2 degrés. T. 37,6. P. 74. Même traitement. — Soir, l'utérus est à trois travers de doigts au dessus de
la symphyse pubienne.

Le 16. La malade sort sur sa demande bien portante, ainsi que
son enfant.

Obs. xi. (prise dans la thèse du Dr Calvet).

La nommée G. Henriette, couturière, âgée de 28 ans, est accouchée à terme le 20 janvier, à 6 h. du matin d'un enfant vivant. La
durée du travail a été de 6 heures, la rupture des membranes a
été prématurée et la délivrance a présenté une complication : une
hémorrhagie très-abondante s'est déclarée aussitôt après la sortie
de l'enfant, on a pu recueillir environ un litre de sang. En présence de cet accident on s'est hâté de délivrer la femme. Une partie du placenta était décollée, tandis que l'autre était adhérente,
et l'on a introduit la main dans la matrice pour enlever la partie
adhérente, puis on administre à la femme 2 gr. d'ergot de seigle en
trois prises. L'examen du délivre fait reconnaître qu'un des cotylé-
dons placentaires était incomplet. La malade porte des traces de
scrofule et de syphilis à la troisième période.

Le 21 janvier. La malade est pâle : le pouls est plus fort que la
veille, la céphalalgie dont elle se plaignait le 20 au soir a disparu;
l'utérus est à 4 travers de doigts au-dessous de l'ombilic. Le ventre
est souple, non douloureux. Dans l'après-midi elle a eu de petits
frissons et les lochies prennent une odeur forte. On lui donne une
côtelette à manger. T. 37,5. P. 90. Soir, T. 38,8 P. 108.

Le 22. La malade a peu dormi à cause des cris de son enfant.
Elle a transpiré beaucoup. Les seins commencent à durcir; l'utérus
conserve sa hauteur ; le ventre n'est pas douloureux ; les lochies
sont très-fétides. On donne 1 degré et du vin de quinquina. Matin,
T. 38,5. P. 110. Soir, T. 39,5. P. 114. Le soir, on donne 0,25
sulfate de quinine et une injection au permanganate de potasse.

Le 23. La malade a eu dans la nuit de légers frissons suivis de sueurs abondantes. Le matin, elle se plaint de bouffées de chaleur vers la tète ; les seins sont plus tendus que la veille et donnent un liquide blanc à la pression. Le ventre n'est pas douloureux ; les lochies sont très-fétides. Traitement : 1 dégré vin de quinquina. Le soir, la malade se plaint de céphalagie occipitale, elle a perdu dans la journée de petits caillots. On donne 0,25 sulfate de quinine et des injections au permang de potasse. Matin. T. 39,3. P. 120. Soir. T. 40,5. P. 120.

Le 24. La malade a dormi un peu ; les seins coulent abondamment et mouillent la chemise ; sueurs dans la nuit et la journée ; lochies très-fétides. Même traitement. Matin. T. 39,8. P. 126. Soir. T. 39,8. P. 112.

Le 25. Sueurs abondantes dans la nuit ; céphalalgie, soif assez intense, ventre souple, non douloureux, lochies fétides, érythème étendu à la fourchette à 0,10 en arrière de l'anus et sur la partie interne des cuisses ; grandes lèvres légèrement tuméfiées, cuisson très-vive dans ces parties. Traitement : 1 degré vin de qαinquina, trois injections vaginales, cataplasmes sur la vulve. Matin. T. 38,5. P. 100. Soir. T. 40,3. P. 128.

Le 26. Nuit sans sommeil, lochies très-fétides, soif vive ; même traitement. Matin. T. 39,2. P. 116. Soir, T. 40,4. P. 120.

Le 27. La malade a transpiré la nuit, elle est allée à la selle ; allaite suffisamment son enfant ; lochies fétides. Même traitement. Matin. T. 38,4. P. 100. Soir. T. 38,8. P. 108.

Le 28. Bonne nuit, sueurs profuses ; la cuisson des parties génitales a beaucoup diminué ; l'érythème a à peu près disparu, lochies un peu moins fétides. Même traitement. Matin. T. 37,2. P. 84. Soir. T. 38,4. P. 100.

Le 29. La malade a bien reposé, même traitement. Matin. T. 37,4. P. 74. Soir. T. 37,5. P. 80.

Le 30. Les lochies ne sont plus fétides. La malade se lève, 2 dégrés de Bordeaux et on continue les injections. Matin. T. 36,7. P. 66. Soir. T. 37,4. P. 84.

Le 31. Matin. T. 38,8. P. 64. Soir. T. 37,1. P. 68. Le mieux continue et la malade sort complétement remise.

Observation XII (tirée de la thèse du Docteur Calvet). — N° 18. La nommée D..., âgée de 20 ans, primipare, d'une bonne constitution, est entrée le 18 novembre 1874, à 2 heures du soir, à la salle d'accouchements. Elle a été réglée à 17 ans, tous les mois, pendant 8 jours ; la dernière apparition des règles eut lieu le 18 mars 1874. L'époque présumée de la grossesse est huit mois et, pendant ce temps, il n'y a eu ni accident ni complication. Le bassin a une conformation normale. L'apparition des premières douleurs a eu lieu le 18 novembre à 7 heures du matin ; la rupture des membranes le même jour à 9 heures du soir. C'était une présentation du sommet en O. I. G. A. L'accouchement s'est terminé à 11 heures du soir. La délivrance a été faite à 6 heures du matin, le 19 novembre. On fut obligé, pour extraire le placenta, d'introduire la main dans l'utérus. L'enfant pèse 2,630 grammes.

Le 21. Les 19 et 20, la malade ne se plaignait de rien ; mais le 21, elle fut prise dans la journée de trois frissons assez intenses, d'une durée de 15 à 20 minutes. Le ventre est souple, non douloureux ; l'utérus volumineux remonte au niveau de l'ombilic ; les lochies sont très-fétides ; les seins tendus, durs, un peu sensibles, donnent du lait à la pression. — Traitement : Injection au permanganate de potasse, sulfate de quinine, 0,50.

Matin, t. 40°,5 ; p. 140. Soir, t. 40°,8 ; p. 140.

Le 22. La malade a eu des sueurs abondantes dans la nuit. Elle a été agitée et n'a pu dormir : les frissons se sont répétés dans la journée, mais avec un peu moins d'intensité ; le ventre est souple, non douloureux ; l'utérus un peu abaissé, les lochies sont toujours fétides. — Même traitement.

Matin, t. 40° ; p. 128. Soir, t. 40°,6 ; p. 130.

Le 23. Les sueurs se sont montrées de nouveau pendant la nuit, avec un peu d'agitation. La malade qui n'a que des bouillons, mangerait un peu plus. Aucune douleur dans le ventre ; les lochies sont toujours fétides. = Même traitement.

Matin, t. 36°,8 ; p. 118. Soir, t. 39°,2 ; p. 128.

Le 24. La malade a transpiré dans la nuit, mais elle a pu dormir. Elle est allée deux fois en diarrhée. Les lochies sont toujours fétides. — Même traitement.

Matin, 37°,6 ; p. 102. Soir, 38°,8 ; p. 112.

Le 25. La malade a passé une bonne nuit ; les lochies sont moins fétides. — Même traitement. 1 degré.

Matin, t. 37° ; — p. 98.

Les jours suivants, la malade se lève. Le pouls et la température sont à l'état normal. Les lochies perdent la fétidité qu'elles avaient.

Obs. XIII. (personnelle). — N° 26. Grossesse gémellaire. Détroncation péritonite. Guérison. — La nommée B... (Anna), couturière, de bonne constitution, âgée de 26 ans, multipare, réglée très-irrégulièrement à 18 ans, tous les mois, 3 à 4 jours, accouche à peu près à terme le 18 novembre 1876, à une heure et demie du soir, d'une enfant vivante qui se présentait par le sommet, du poids de 3.180. La deuxième enfant se présentant par l'épaule, la sage-femme après plusieurs tentatives infructueuses de versions fait entrer la malade aux cliniques vers les 5 heures du soir.

La malade est abattue, son faciès déprimé, ses lèvres cyanosées, le pouls petit et intermittent marque 116 à 120 pulsations, la peau est sèche et brûlante. Le ventre distendu proémine en bas et en avant; le bras droit pend à la vulve, sa couleur est bleuâtre : le palper permet de reconnaître la présence de la tête dans la fosse iliaque droite. L'enfant se présente donc au céphalo-iliaque droite avec procidence du bras droit. L'absence des bruits fœtaux démontre que l'enfant est mort.

Prévenu de l'arrivée de la malade, M. Depaul se rend à l'hôpital sur les 8 heures du soir, et à 8 heures 1/2, après l'avoir examinée et faite chloroformiser, procède à la détroncation à l'aide de longs ciseaux. L'opération ne dure que quelques minutes, des tractions exercées sur le bras qui pend à la vulve, permettent de faire engager le tronc et de dégager facilement l'épaule et le bras gauche. Dès que le corps est sorti, M. Depaul introduit la main dans le vagin, et faisant pénétrer l'indicateur et le médius dans la bouche de l'enfant, extrait la tête sans difficulté. L'enfant également du sexe féminin, pèse 2,980. La délivrance est naturelle. La durée de travail pour les deux enfants a été de 12 heures.

19 novembre. matin. La nuit a été assez calme, la malade a reposé, le visage est meilleur, les lèvres ne sont plus cyanosées, la langue est un peu chargée, le ventre est sensible mais souple ; le fond de l'utérus correspond à un travers de doigt au dessus de l'ombilic. T. 37,6. P. 90. Tilleul, julep diacodé, cataplasmes, laud. sur le ventre, potage, bouillon et Bordeaux. — Soir, frisson et nausées dans l'après-midi ; vers les 3 heures vomissements verdâtres, fréquents, mais peu abondants ; un peu de ballonnement du ventre qui est douloureux à la pression, l'écoulement lochial est normal. T. 37,4. P. 90,

20 novembre, matin. Même état, facies grippé, les vomissements

persistent, le ventre est douloureux à la pression surtout au niveau
de la fosse iliaque droite et gauche ; les anses intestinales disten-
dues se dessinent sous la peau, les seins sont flasques, la pression
n'en fait sortir qu'un peu de liquide séreux ; l'écoulement des
lochies semblé diminuer. T. 37,2. P. 84. Eau de seltz, 2 pots solution groseille, potion avec 1 gr. 50 de teinture d'aconit ; onctions
mercurielles et cataplasme laudanisé sur le ventre ; 10 sangsues au
niveau de la fosse iliaque droite et gauche. Lavement avec 15
gouttes de laudanum. — Soir. Les vomissements ont été moins
fréquents dans la journée, les sangsues ont saigné abondamment,
la malade accuse un peu de mieux. T. 38,6. P. 100.

Le 21, matin. La malade a bien dormi, la tension du ventre et
le tympanisme subsistent, mais la douleur dans les fosses iliaques
a presque disparu. La pression des seins qui sont encore flasques
fait sortir un peu de lait. Malgré la défense qui lui est faite, la
malade essaie de faire têter son enfant. L'écoulement lochial est
peu abondant. T. 37,1. P. 88. Même traitement. Potage et lait. —
Soir. La malade a eu un peu de fièvre, de frisson et de diarrhée
dans la journée. T. 39°. P. 100.

Le 22, matin. La nuit a été assez bonne, l'utérus resté sensible
et volumineux est à un travers de doigt au-dessous de l'ombilic ;
dans la nuit, la diarrhée a été très-abondante. Même traitement
potion avec 2 gr. 50 de teinture d'aconit. T. 37,1. P. 92. — Soir.
T. 39°. P. 104. 0,25 sulfate de quinine.

Le 23, matin. Nuit bonne, ventre plus souple, tympanisme diminué, état général meilleur, les seins sont moins flasques que les
jours précédents, les doigts peuvent apprécier les lobules tendus
de la glande : un peu de gingivite et légère éruption sur l'abdomen
dues aux frictions mercurielles que l'on fait depuis le 20 novembre
M. Depaul fait observer que ces manifestations sont d'un bon pré-
sage. Persistance de la diarrhée. Même traitement. T. 39,5. P. 100.
— Soir. La diarrhée a cessé, le ventre est beaucoup moins ballonné, l'utérus à peine sensible est à deux travers de doigts de l'ombilic ; les lochies sont peu abondantes, la sécrétion lactée est
presque nulle. T. 39,8. P. 112.

Le 24, matin. La malade a reposé toute la nuit, l'état général va
s'améliorant, la peau n'est plus sèche comme les jours précédents.
La sécrétion lactée se fait mais en petite quantité, les lochies sont
plus abondantes. Même traitement. Potion avec teinture aconit

3 gr. : pour combattre la gingivite. M. Dupaul prescrit un gargarisme avec orge miel, rosat et 4 gr. de chlorate de potasse. T. 37,8.
P. 92. — Soir. La diarrhée reparaît. L. 39,8. P. 104.

Le 25, matin. La malade a peu dormi la diarrhée ayant été très-
abondante toute la nuit ; elle a cessé sur le matin ; le ventre n'est
ni ballonné ni douloureux à la pression, le fond de l'utérus est à
trois travers de doigts de l'ombilic. Même traitement. Gargarisme,
lait bordeaux et potage. T. 38,2. P. 104. — Soir. La malade a eu
quelques frissons de courte durée dans la journée, encore un peu
de diarrhée. Traitement 0,50 sulfate de quinine, 1 pilule extrait
thébaique de 0,025. T. 39,8. P. 98.

Le 26, matin. La malade se sent mieux, a bien dormi, la diarrhée a disparu. Même traitement, on supprime la potion avec la
teinture d'aconit. T. 37,8. P. 88. — Soir. T. 37,6. P. 84.

Le 27, matin. Le mieux continue. T. 37,3. P. 84, l'utérus est à
quatre travers de doigts de l'ombilic. M. Depaul fait cesser les onctions mercurielles et prescrit : eau vineuse, cataplasme laudanisé
sur le ventre, gargarisme, œuf à la coque, lait et pruneaux. — Soir.
T. 37,3. P. 74.

Le 28, matin. Le mieux persiste. Même traitement. T. 36,1 P. 68.
— Soir. T. 37,5. P. 72.

Le 29, matin. La malade va bien et donne un peu à téter à son
enfant. Même traitement. T. 36,3. P. 72. — Soir. T. 37,2. P. 78.

Le 30, matin. Va bien, demande à manger. 1 degré, même traitement.

1er décembre. Eau vineuse, gargarisme, Bordeaux pruneaux.

Le 2. La malade va bien : elle peut allaiter seule son enfant.

Le 3. Sort bien portante avec son enfant.

Obs. XIV. (personnelle). — N° 2. Céphalotripsie après tentatives
d'accouchement en ville. Péritonite. Mort. — Le 24 novembre
1876, entre aux Cliniques la nommée S... femme H..., âgée de 41
ans, primipare, d'une bonne constitution. A 29 ans elle eut une
maladie dont elle ne sait le nom, mais pour laquelle on lui appli-
qua des vésicatoires sur le ventre. Mariée à 38 ans, elle fit à 40 ans
une fausse couche à la suite de laquelle elle perdit beaucoup de
sang. La malade a été réglée à l'âge de 12 ans tous les mois durant
trois jours. Dernière apparition des règles le 18 février 1876. Vomissements fréquents au début de la grossesse, leur répétition amène

l'amaigrissement de la malade, ils la forcent à garder le lit. A partir du troisième mois, les vomissements n'ont lieu que le matin, et ce, jusqu'a l'accouchement de la malade. Apparition des premières douleurs dans la nuit du 22 et rupture spontanée des membranes à minuit et demi (nuit du 22 au 23 novembre,) Un médecin est appelé vers les 4 h. du matin et juge sur les 3 h. de l'après-midi l'application du forceps nécessaire, il se fait adjoindre un confrère. Tous deux tentent mais en vain une dizaine de fois (au dire de la femme) l'application du forceps et même la version ; ils tirent si violemment qu'un d'eux tombe sur le dos ; la tête de l'enfant était pourtant profondément engagée. Un troisième confrère tente la céphalotripsie : ne pouvant y réussir, ils font porter la femme aux Cliniques.

Le 24. A la visite du matin, la malade est prostrée, a soif, elle se laisse difficilement examiner ; la peau est sèche, brûlante, le pouls fréquent, petit et filiforme ; compté à plusieurs reprises, il marque de 120 a 130 pulsations. Température 38,5. L'auscultation permet de constater la mort de l'enfant. Les parties génitales sont fortement contuses, œdématiées, le ventre est ballonné. Après mûr examen, M. Depaul, fait porter la femme à la salle d'accouchement où il procède à la perforation du crâne et à l'application du céphalotribe qui glisse : l'emploi du forceps ordinaire permet l'extraction d'un enfant qui sans la substance cérébrale pèse 3050.

Le 24 au soir. La femme accuse de violentes coliques et des douleurs abdominales presque continues. Le ventre est très-ballonné, le tympanisme considérable, écoulement lochial en petite quantité, peu odorant ; faciés fatigué, soif vive, langue sèche blanc jaunâtre, quelques hoquets, agitation, pouls petit, misérable. T. 39°. P. 130.

Traitement.—Onction avec onguent mercuriel belladone et cataplasme laudanisé sur le ventre ; solution, groseille, bouillons et potages.

Le 25. Matin. Nuit mauvaise, vomissements verts porracés, ventre plus ballonné que la veille : utérus volumineux et sensible, seins flasques. T. 38,2. P. 140. Même traitement. Les vomissements continuent dans la journée. — Soir. Tempér. 38,6. P. 140.

Le 26. Matin. L'abdomen présente les mêmes signes que la veille, la malade est couverte d'une sueur froide, les membres sont glacés, la bouche fuligineuse, la soif très-vive. T. 38,1. Le pouls peut à peine se compter , 160. La malade meurt à dix heures.

Au matin, l'autopsie à laquelle nous procédons en présence de M. Martel, chef de clinique, donne les résultats suivants : distention très-grande de l'intestin et de l'estomac, pus dans le petit bassin, fausses membranes et adhérences entre les organes voisins.

Contusion des musclus psoas, extravasats sanguins dans le voisinage ; l'utérus présente deux tumeurs fibreuses dont l'une a le volume d'un œuf ; le col est dilacéré, un de ses lambeaux flotte dans le vagin ; à la partie postérieure du vagin existe une perforation de la dimension d'une pièce de 5 francs en argent ; ça et là se voient des eschares noirâtres. Bien que la mort ne date que de trente-six heures, la décomposition est déjà très-avancée.

Obs. XV, due à l'obligeance du Dr Martel, chef de clinique de la Faculté. — N° 7. La nommée Stoffer, femme S..., âgée de 36 ans, primipare, couchée au n° 7 des salles d'accouchement, est entrée à la Clinique le 24 novembre 1876. Elle raconte qu'elle a ordinairement une bonne santé, qu'elle a marché de bonne heure, enfin que ses règles, survenues à 20 ans seulement, ont cependant été régulières et abondantes, chaque mois pendant quatre à cinq jours. Leur dernière apparition s'est faite le 25 janvier 1876, la grossesse est donc à terme, ce qui est encore démontré, du reste, comme nous le verrons plus tard par le volume de l'abdomen. Quant aux accidents de la parturition, ils ont été nuls à part quelques nausées et vomissements pendant les premiers mois. Notons pour être complet, que la malade, interrogée après l'accouchement sur les corps fibreux que l'on a trouvé implantés sur les parois utérines, a toujours déclaré qu'elle ne s'était jamais aperçue de leur existence et qu'elle avait ordinairement le ventre plat. Les premières douleurs sont survenues dans la nuit du 18 au 19 novembre, et dans la même nuit, la poche des eaux s'est spontanément rompue, les contractions très-fortes dans la journée du 19, ont diminué notablement d'intensité le lendemain. La sage-femme qui donnait des soins à cette femme, ne trouvant rien d'insolite dans le bassin ni dans la situation du col, déclara que l'accouchement ne tarderait pas à se faire. Cependant les douleurs continuaient toujours, s'espaçant, il est vrai, beaucoup moins fortes et ne mettant aucun obstacle aux occupations ordinaires du ménage, lorsque, le 22 novembre, la malade sentit quelque chose qui pendait entre ses jambes. La sage-femme appelée en toute hâte, après avoir constaté une procidence du cordon, dont l'anse ainsi prolabée ne tarda pas à se détacher d'elle-même, fit appeler un médecin qui, après avoir vainement cherché l'orifice utérin, envoya la malade à la Clinique.

M. Depaul l'examina deux heures après son entrée à l'hôpital, le 24 novembre, et trouve l'état général un peu inquiétant : le pouls petit, dépressible, fréquent (112), la langue sèche, le facies fatigué, agitation, sensibilité générale provoquées par un travail qui dure depuis six jours.

Un écoulement fétide se fait par les parties génitales. L'utérus, gros comme celui d'une femme à terme, est surtout développé dans le sens vertical et présente au-dessous de l'ombilic une saillie assez marquée qui simule une tumeur plaquée, pour ainsi dire à la face antérieure de l'utérus. Tout à fait en haut de la matrice, on rencontre un petit fibrome de la grosseur d'un œuf. Le palper, très-difficile à cause de la contraction permanente de l'utérus, ne donne aucun éclaircissement sur la présentation fœtale.

Par le toucher, on est arrêté dès l'introduction du doigt dans le vagin, par la présence d'une tumeur, grosse comme une petite tête de fœtus et présentant certains des caractères du crâne coiffé par le segment inférieur de l'utérus, aplatie d'avant en arrière, allongée transversalement, absolument fixée dans le bassin, et n'éprouvant aucun mouvement par la pression du doigt.

Au devant de cette tumeur et tout-à-fait en avant et en haut, à un centimètre environ au-dessus de la symphyse pubienne, on rencontre le col un peu dévié à gauche, long de un cent à peu près, ramolli, et n'admettant que la pulpe du doigt. Ces caractères que donne l'exploration interne et externe étant analysés, quel peut être le diagnostic ? Doit-on penser à une rétroversion utérine ? Non, car elle n'est pas possible quand l'utérus a acquis un certain développement, après quatre mois, quatre mois 1[2. Faut-il croire à un développement sacciforme de la paroi postérieure utérine ? Oui, si la tumeur engagée est bien la tête. Si au contraire la tumeur que l'on sent si bien sur le périnée n'est pas la tête, ce ne peut être qu'une tumeur de nature fibreuse, comme celle que l'on rencontre tout-à-fait en haut. Aussi voulant assurer le diagnostic,

M. Depaul remet-il au lendemain un examen plus complet.

Le 25 novembre à la visite, après avoir endormi la malade, le professeur introduit la main dans le vagin, fait pénétrer un doigt d'abord, puis deux dans le col qui se dilate un peu, et atteint un pied situé assez haut. La tumeur circonscrite paraît nettement séparée de la cavité utérine, mais on ne peut savoir absolument si elle dépend de la paroi postérieure de l'utérus ou de la cloison recto-vaginale ; quelle qu'elle soit, c'est une tumeur développée probablement pendant la grossesse ; cela du reste importe peu au point de vue de l'accouchement ; il ressort de cet examen qu'il y a dans le bassin une tumeur volumineuse, indépendante de l'utérus, et qui ne change pas de place. Quant à la grosseur située à la partie antérieure, ce doit être une partie fœtale repoussée par la tumeur située en arrière. Afin de laisser au col le temps de se dilater un peu plus, l'extraction est remise à l'après-midi. Vers trois heures, les choses sont à peu près dans le même état, cependant le col est un peu plus dilaté ; l'état général ne s'est pas aggravé depuis la veille. M. Depaul, après avoir fait donner du chloroforme, introduit la main dans le canal vaginal et essaye de saisir avec deux doigts le pied placé au-dessus du col ; ces tentatives ne réussissent pas car la prise manque, le pied étant assez haut et la main pouvant à peine remuer dans l'espace si restreint laissé entre la tumeur et la partie postérieure de la symphyse. Avec de longues pinces la manœuure est plus facile, le pied gauche est bientôt saisi et amené à la vulve, un lac le maintient et sert à exercer des tractions. Ces tractions assez longtemps soutenues finissent par engager le siège, un crochet est alors appliqué sur l'aine droite et sert à dégager la jambe. L'extraction du tronc et du bras se fait sans trop de difficultés. Quant à la tête, M. Depaul après avoir fait quelques mouvements de latéralité parvient à lui faire traverser l'espace rétréci et l'extrait après avoir introduit deux doigts dans la bouche. Poids de l'enfant 3,120.

Disons en terminant qu'il a été très-heureux au point de vue de l'opération que l'enfant fût mort depuis plusieurs jours : il était macéré, les os du crâne chevauchant les uns sur les autres, aplatis, étaient réunis par des tissus très-distendus, aussi la tête a-t-elle pu passer sans trop de difficultés. Il n'en a malheureusement pas été de même pour la mère, qui a été infectée au contact de son enfant, qui se décomposait dans son sein.

26 novembre, matin. La malade est très-abattue, le ventre est volumineux, un peu de tympanisme, l'utérus est au niveau de l'ombilic, la malade accuse de la douleur surtout localisée à la partie inférieure droite et gauche de l'abdomen. T. 36,8. P. 138. Onctions mercurielles, belladonées, cataplasme laudanisé sur le ventre ; julep diacodé, eau vineuse, tilleul, bouillon et potage, Bordeaux.— Soir, même état. T. 37,6. P. 120.

Le 27. Même état. même traitement. On prescrit du lait et des injections avec permanganate de potasse. T. 38,6. P. 112. — Soir, la malade a eu un frisson dans la journée. T. 38,8. P. 108.

Le 28. La malade est toujours prostrée, même traitement ; on remplace la potion diacodée par une potion de Tood avec 60 gr. d'eau-de-vie. Les seins sont flasques, la montée laiteuse ne se fait pas ; les lochies fétides mais diminuées, l'écoulement noirâtre, on prescrit 4 injections au permanganate. T. 38,1. P. 108.

Le 29. Le ventre est surtout douloureux du côté gauche, 12 sangsues sur le point douloureux ; état général toujours grave. Même traitement. T. 37,6. P. 116. — Soir, T. 39. P. 108.

Le 30. Facies un peu grippé, même traitement. T. 37,3. P. 96.— Soir, le ventre est ballonné, le tympanisme accusé, la malade a eu des nausées dans l'après-midi. T. 37,8. P. 120.

1er décembre. La malade a eu quelques vomissements. Même traitement, plus 2 pilules extrait thébaïque. T. 39,6. P. 130. — Soir, la malade a eu dans la journée des vomissements verdâtres, abondants, les seins sont toujours flasques, l'utérus est à deux travers de doigts au-dessous de l'ombilic. T. 41. P. 140.

Le 2. La nuit a été agitée, les vomissements ont continué. Même traitement, plus sulfate de quinine. 0,60. Malgré l'usage continu des onctions mercurielles, la peau de l'abdomen ne présente aucune éruption. Les lochies sont toujours fétides et noirâtres, l'utérus toujours volumineux, les seins flasques. T. 38,4. P. 128. — Soir, les vomissements persistent. La malade a eu de petits frissons. Ventre toujours douloureux, surtout à gauche. T. 39,6. P. 148.

3 décembre. Nuit mauvaise, les vomissements persistent, l'utérus est à trois travers de doigts de l'ombilic, la pression des seins donne issue à un peu de liquide lactescent ; facies grippé, pouls petit, fréquent et intermittent. Bordeaux, potage, bouillons, sulfate quinine. T. 39,6. P. 140. — Soir, la malade est complètement prostrée,

les vomissements sont moins fréquents, mais l'état général devient de plus en plus alarmant. La malade a eu encore quelques frissons, son corps est couvert d'une sueur froide. T. 39,4. P. 130.

Le 4. Mauvaise nuit, un peu de délire. Utérus à quatre travers de doigts de l'ombilic, faciès grippé, pouls petit et misérable. Les vomissements continuent mais sont moins fréquents ; la bouche est mauvaise. Traitement, calomel et jalap 4 cent, en 4 paquets, 2 pilules extrait thébaïque, sulfate quinine 0,50, on supprime la potion de Tood. T. 39,5. P. 140. — Soir, la malade a eu du frisson, la peau est froide. T. 40. On ne peut compter le pouls. La malade meurt à 10 heures du soir.

L'autopsie à laquelle nons procédons 24 heures après le décès, donne les résultats suivants : Ventre ballonné, intestins énormément distendus, adhérences multiples épaisses, peu de pus dans le petit bassin, tous les signes d'une péritonite généralisée. L'utérus volumineux, gros environ comme les deux poings, présente à la partie médiane de la paroi postérieure, une tumeur de la grosseur d'une tête d'enfant aplatie d'avant en arrière ; son épaisseur mesure 0,07 1/2, son grand diamètre transversal égale 0,12 1/2.

Je dois à la bonté de mon excellent maître M. le professeur Depaul de pouvoir joindre à ma thèse le dessin de la tumeur que présentait l'utérus de la malade.

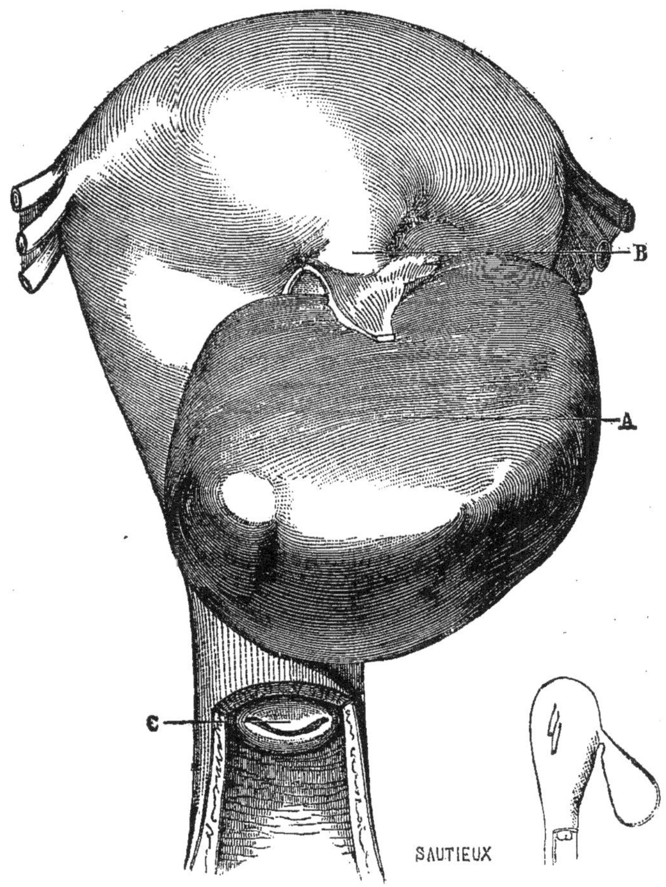

La grande figure fait voir la face postérieure de l'utérus.

(*a*.) Tumeur fibreuse vue par sa face postérieure.

(*b*.) Pédicule de la tumeur avec ses fissures.

(*c*.) Col utérin.

La petite figure montre la tumeur soulevée.

CONCLUSIONS.

1° La septicémie puerpérale est une affection fébrile, à type intermittent, caractérisée par de la céphalalgie, de l'inappétence, des sueurs profuses, des lochies fétides et une lenteur du retrait de l'utérus.

2° Malgré des symptômes généraux graves, la femme atteinte de septicémie peut nourrir son enfant.

3° Avec les élévations brusques de température coïncide l'extrême fétidité des lochies ; des sueurs profuses ou de la diarrhée sont les phénomènes précurseurs de la diminution de la température.

4° Cette affection est d'un pronostic bénin, telle que nous l'avons observée.

5° Les indications thérapeutiques consistent dans l'emploi du sulfate de quinine et des injections vaginales.

Paris. — A. PARENT, imprimeur de la Faculté de Médecine, rue M.-le-Prince, 29-31.

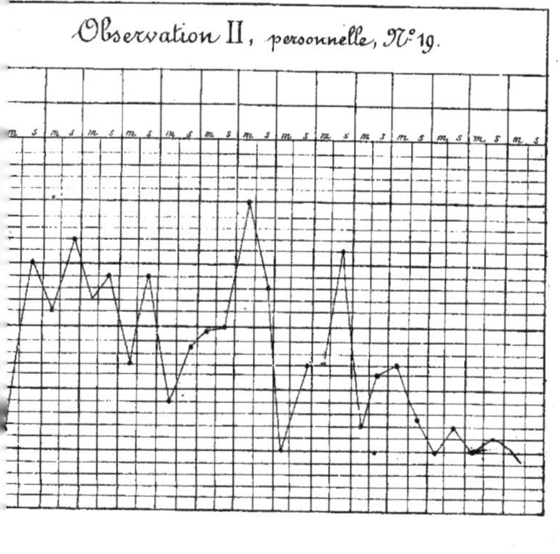

Observation II, personnelle, N.° 19.

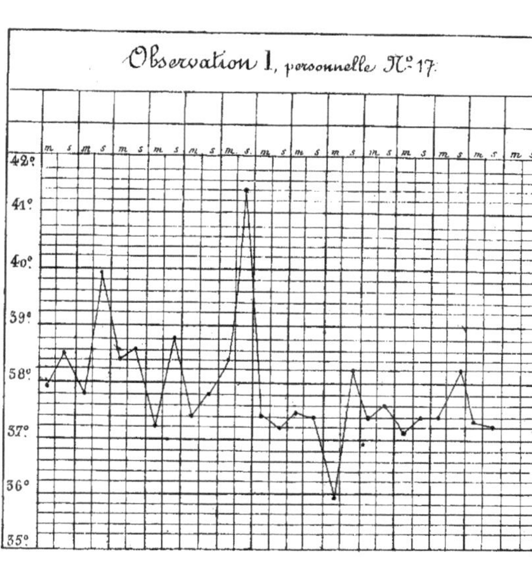

Observation I, personnelle N.° 17.

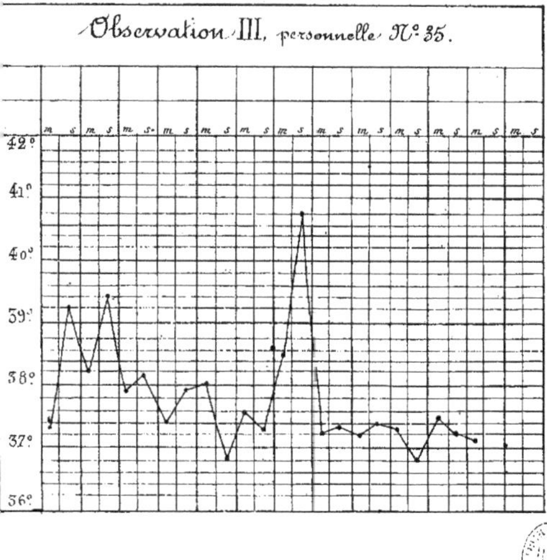

Observation III, personnelle N.° 35.

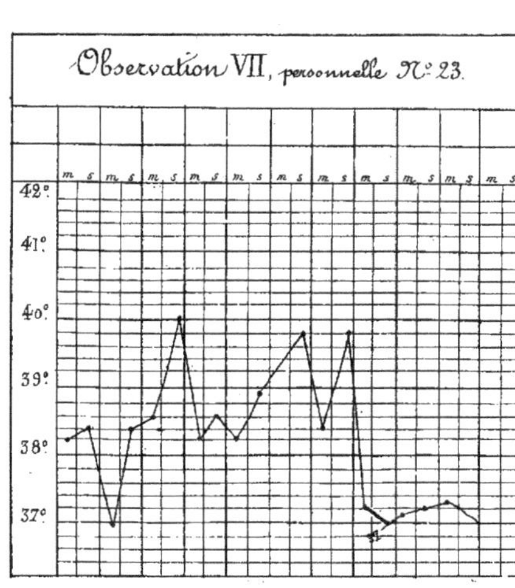

Observation VII, personnelle N.° 23.